5 초 복근

모델 : 마쓰야마 에레나
촬영 : 모리구치 데쓰로, 후쿠오카 고지(STUDIO DUNK)
헤어 메이크업 : 오타 아야코
일러스트 : 나카가와하라 도오루, 니히라 미즈키
근육 그림 : 주식회사 BACKBONEWORKS
원서 커버 디자인 : 무라구치 게이타(STUDIO DUNK)
원서 본문 디자인 : 세키네 지하루, 사토 아스카, 나카무라 리에,
　　　　　　　야마다 모토코(STUDIO DUNK)
집필 협력 : 호즈미 나오키, 묘도 사토코(리브라 편집실)
편집 협력 : 와타나베 유스케, 坂口柚李野(FIG INC.)

Original Japanese title: 5 BYOU FUKKIN GEKITEKI HARAYASE TRAINING
Copyright © 2017 Kaoru Matsui

Original Japanese edition published by Seito-sha Co., Ltd.
Korean translation rights arranged with Seito-sha Co., Ltd.
through The English Agency (Japan) Ltd. and Danny Hong Agency

이 책의 한국어판 저작권은 대니홍 에이전시를 통한 저작권사와의 독점 계약으로 ㈜헬스조선에 있습니다.
저작권법에 의해 한국 내에서 보호를 받는 저작물이므로 무단전재와 복제를 금합니다.

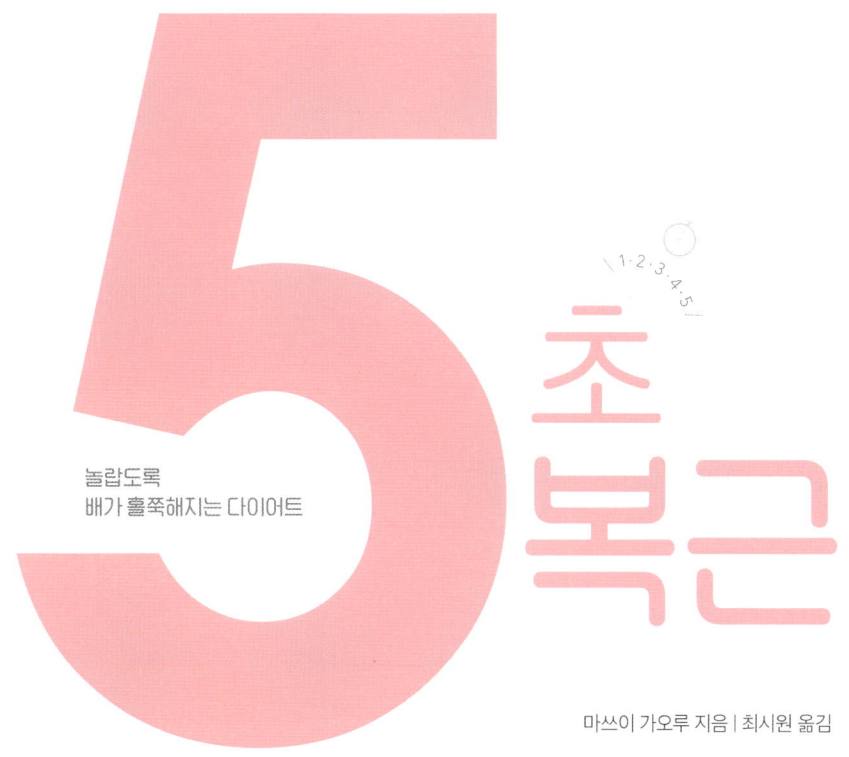

5초 복근

놀랍도록
배가 홀쭉해지는 다이어트

마쓰이 가오루 지음 | 최시원 옮김

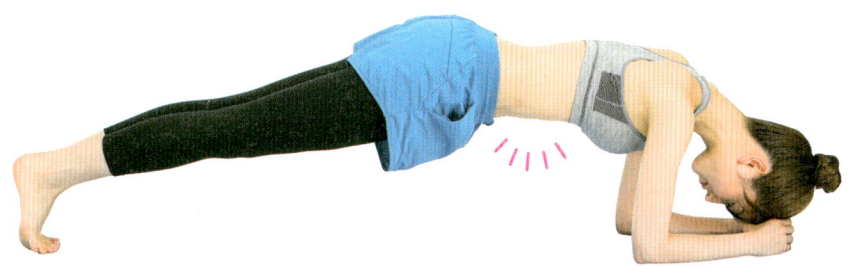

비타북스

PROLOGUE

'배가 홀쭉해졌으면 좋겠다.'
'예쁜 복근을 갖고 싶다!'

이런 바람으로 많은 사람이 수없이 다이어트에 도전하지만, 별다른 성과를 얻지 못하고 포기합니다. 한 번쯤은 성공하더라도 금세 요요 현상을 겪지요. 다시 새로운 다이어트에 도전할 때마다 이번만큼은 기필코 성공하리라 굳게 다짐하기를 되풀이합니다.

이 책에서는 매번 다이어트에 실패하는 이들을 위해 몸에 부담을 주지 않는 아주 효과적인 운동법인 '5초 복근 트레이닝'을 소개합니다.

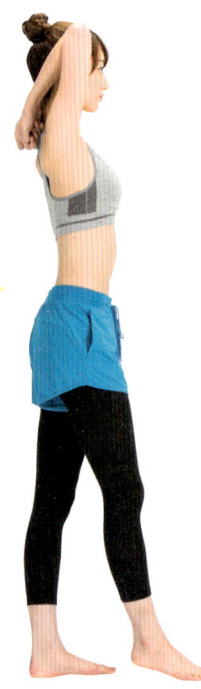

5초 복근 트레이닝이란?

5초 복근 트레이닝은 일반 복근 운동처럼 힘든 동작을 반복하는 것이 아닙니다. 1회 5초씩 배 근육을 찌그러뜨려 원하는 부위에만 초점을 맞춰 자극을 주는 운동법입니다. 복근을 효과적으로 조이는 8가지 동작으로 2주 프로그램을 구성했습니다. 2개의 기본 동작을 포함해 하루에 한 동작만 하면 되지요. 팔뚝, 엉덩이, 다리 등 신경 쓰이는 부위를 집중적으로 관리하는 메뉴도 소개합니다.

5초 복근 트레이닝이라면 계속된 실패로 운동을 포기했던 사람은 물론 운동이 서툰 사람 누구나 다치는 일 없이 원하는 성과를 얻으며 꾸준히 해나갈 수 있을 거예요. 먼저 2주 프로그램을 실천해보면서 그 효과를 직접 실감하기 바랍니다.

마쓰이 가오루

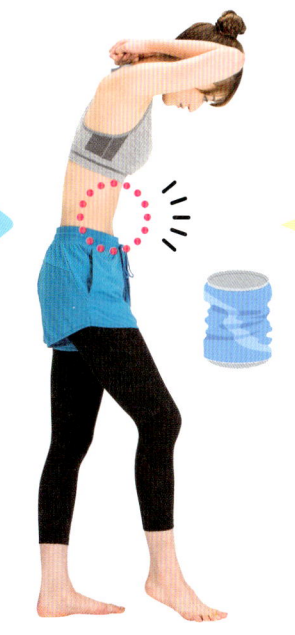

뇌를 속이면서 5초 동안 배를 찌그러뜨리는 운동

CONTENTS

2주 만에 복부 둘레 -10cm 감소!
5초 복근 트레이닝이란?

누구나 할 수 있는데, 효과는 5배!
'5초 복근 트레이닝'의 4가지 포인트 — 12

5초 복근 트레이닝의 핵심은 '근육 찌그러뜨리기' — 14

5초면 충분한 복근 트레이닝 — 16

'이미지 연상법'으로 뇌 속이기 — 18

'근육과 대화'하면 효과가 올라간다 — 20

근육의 위치와 역할 — 22

뱃살 유형별 대처법 — 24

체험 2주 만에 이렇게 달라졌어요! — 26

힘든 복근 운동은 모두 헛수고였다! — 34

지금까지의 운동 방법은 잘못되었다 — 36

근력이 향상되면 몸도 건강해진다 — 38

column 1 5초 복근 트레이닝을 효과적으로 실천하려면! — 41

STEP 1

누구나 효과를 얻을 수 있는
2주 프로그램

2주 프로그램의 포인트	44
복근을 강화하려면 호흡이 중요하다	46
5초 복근 트레이닝의 기본 동작 1 복직근 찌그러뜨리기	48
5초 복근 트레이닝의 기본 동작 2 복사근 찌그러뜨리기	50
유연성 강화 스트레칭	52

1주 차
5초 복근 트레이닝으로 복부 지방 태우기

장요근으로 발을 지지해 **튀어나온 아랫배 없애기**	56
복직근을 조여 **아랫배 홀쭉하게 만들기**	58
복횡근과 장요근에 압력을 가해 **불룩한 뱃살 빼기**	60
복횡근에 부하를 걸어 **지방 연소시키기**	62
1주 차 복습 5초 복근 트레이닝으로 복부 지방 태우기	64
1주 차 트레이닝 포인트	68

2주 차
5초 복근 트레이닝으로 복부 탄탄하게 만들기

복사근을 늘여 **옆구리 자극하기**	70
복사근을 압박해 **처진 옆구리살 없애기**	72
복사근을 조여 **허리 라인 만들기**	74
모든 복근을 늘였다 줄였다 반복해 **복부 전체 조이기**	76
2주 차 복습 5초 복근 트레이닝으로 복부 탄탄하게 만들기	78
2주 프로그램 이후	82
2주 차 트레이닝 포인트	85

STEP 2 부위별 트레이닝
신경 쓰이는 부위를 집중 공략!

팔뚝 트레이닝
처지지 않는 슬림한 팔 만들기 ①　　　　　　　88

처지지 않는 슬림한 팔 만들기 ②　　　　　　　90

가슴 트레이닝
바스트 업 효과로 예쁜 가슴 만들기 ①　　　　92

바스트 업 효과로 예쁜 가슴 만들기 ②　　　　94

엉덩이 트레이닝
처진 엉덩이 끌어올리기 ①　　　　　　　　　96

처진 엉덩이 끌어올리기 ②　　　　　　　　　98

다리 트레이닝
날씬하고 탄력 있는 다리 만들기 ①　　　　　100

날씬하고 탄력 있는 다리 만들기 ②　　　　　102

복부 주변 트레이닝
꽉 조여진 복근 만들기 ①　　　　　　　　　104

꽉 조여진 복근 만들기 ②　　　　　　　　　106

column 2　트레이닝하기 적절한 시간대는 언제일까?　　　108

5초 복근 트레이닝의 효과를 높이는
최강의 식사법

트레이닝의 효과를 배로 높여 주는 식사법   112

극단적인 식사 제한의 함정   114

'당질'과 '지방질'을 대하는 자세   116

트레이닝 전후의 영양 보충   118

원래의 몸으로 되돌아가지 않는 식생활   120

부록   한눈에 보는 2주 프로그램

운동할 시간과 여유가 없다면!
빠른 시간 안에 살을 빼고 싶다면!
복부에 놀라운 변화를 선물하는 '5초 복근 트레이닝'이 정답이다.
2주 프로그램을 시작하기 전, 5초 복근 트레이닝의 포인트와
장점을 먼저 알아보자.

2주 만에 **복부 둘레 -10cm** 감소!

5초 복근 트레이닝이란?

누구나 할 수 있는데, 효과는 5배!
'5초 복근 트레이닝'의 4가지 포인트

자세를 유지하기만 하면 된다

POINT 1

힘든 운동이 아니어서 편하게, 꾸준히 할 수 있다

5초 복근 트레이닝은 복근을 조여 부하(힘을 가했을 때 실리는 무게)가 걸리는 자세를 유지하기만 하면 된다. 힘들지 않기 때문에 운동이 서툰 사람도 할 수 있다.

1회 5초만으로 충분하다

POINT 2

몸에 부담이 적어 누구든지 할 수 있다

1회 단 5초이므로 허리나 관절 등 몸의 부담을 최소화할 수 있다. 근력과 체력에 자신이 없는 사람이라도 충분히 따라 할 수 있는 트레이닝이다.

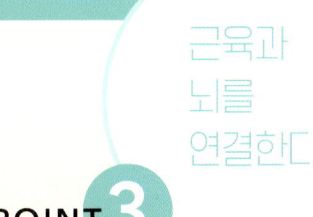

POINT 3

근육과 뇌를 연결한다

이미지 연상법으로
효과를 배로 올린다

5초 복근 트레이닝은 이미지 연상법을 활용한다. 트레이닝할 때 이미지를 떠올리면 뇌에서 말하는 명령이 근육에 더 잘 전달되어 운동 효과가 높아진다.

POINT 4

원하는 부위를 집중적으로 단련한다

근육과 대화하면서 자극이 느껴지는
부위에 의식을 집중한다

자극이 되는 근육에 의식을 집중하면 그 부위를 효과적으로 단련할 수 있다. 5초 복근 트레이닝을 할 때는 '근육과의 대화'로 의식을 집중한다.

격렬한 운동은 더 이상 필요 없다!

5초 복근 트레이닝의 핵심은 '근육 찌그러뜨리기'

  5초 복근 트레이닝의 가장 큰 특징은 '간단한 자세를 유지하기만 하면 된다'라는 점이다. 상체를 반복적으로 일으키는 복근 운동처럼 격렬한 운동은 하지 않아도 된다. 어떻게 이런 일이 가능할까? 이유는 간단하다. 5초 복근 트레이닝은 근육을 찌그러뜨리는 운동이기 때문이다.

  '근육을 찌그러뜨린다'라는 말을 풀어 설명하면 '근육을 가능한 만큼 쥐어 짠다', '근육을 최대한 조인다'라는 의미다. 우리 몸의 알통을 생각하면 쉽게 이해할 수 있다. 알통은 팔꿈치를 접기만 해도 바로 만들어지는데, 이때 팔의 근육(상완이두근)은 꽉 조여지는 힘으로 수축되고 부하가 걸린다. 이렇게 근육을 수축시킨 상태를 유지하는 아이소메트릭 운동(몸 전체를 움직이지 않고 근육을 움직이는 운동)은 근육의 단련 효과를 최대로 끌어올리며 불필요한 지방을 연소시킨다.

  아이소메트릭 운동의 대표적인 예는 '투명 의자'다. 의자에 앉은 것처럼 정지한 상태에서 몸을 지탱하기 때문에 스쿼트 동작을 할 때와 마찬가지로 허벅지 근육(대퇴근)을 단련할 수 있다. 5초 복근 트레이닝은 아이소메트릭 운동을 응용한 트레이닝으로 누구나 쉽게 따라 할 수 있다.

근육 단련 효과를 최대로 끌어올리는
아이소메트릭 운동

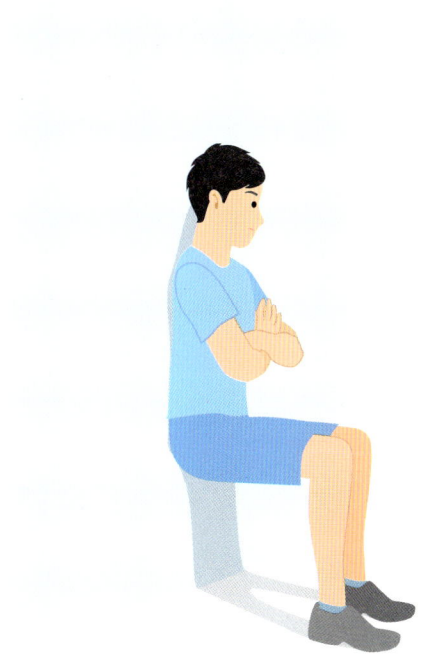 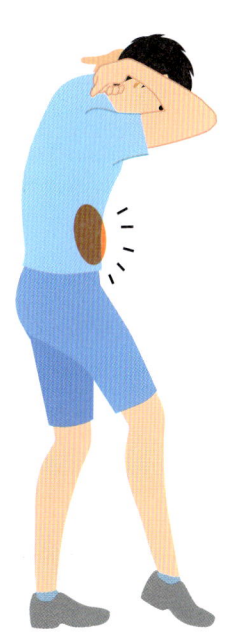

다리가 부들부들 떨리는 투명 의자

벽에 등을 붙이고 의자에 앉은 듯한 자세를 취하는 '투명 의자'. 대표적인 아이소메트릭 운동으로, 시간이 조금 지나면 허벅지가 부들부들 떨리기 시작한다. 가만히 멈춘 상태로 중력에 저항하면 스쿼트 동작을 할 때 쓰이는 근육과 같은 근육에 자극을 줄 수 있다.

편한 자세로 할 수 있는 5초 복근 트레이닝

투명 의자는 힘든 벌칙 게임을 하듯 괴로운 자세지만, 5초 복근 트레이닝은 편한 자세로 할 수 있다. 그림처럼 바로 선 상태에서 한쪽 다리를 앞으로 내밀고 빈 캔을 세로로 찌그러뜨리듯이 상체를 숙인다. 복근에만 힘이 들어가고 1회 5초씩만 시행하면 되기 때문에 쉽고 효율적이다.

몸에 부담이 적어 안심

5초면 충분한 복근 트레이닝

우리가 흔히 하는 트레이닝이나 스트레칭은 방법이 복잡하고 잘 외워지지 않는다. 하지만 5초 복근 트레이닝은 아주 간단하다. 1회 5초씩 하루 1동작, 일주일 동안 4가지 동작만 하면 된다. 그래서 외우기 쉽고 생각날 때마다 바로바로 실천할 수 있다.

기존의 근육 트레이닝과 달리 5초 복근 트레이닝은 몸에 부담이 아주 적다. 5초 동안만 근육에 힘을 주기 때문에 관절이나 근육에 과도한 부담을 주지 않아 근육통이 잘 생기지 않고, 다칠 위험도 적다. 또 반복 운동을 되풀이하는 트레이닝과 비교해 괴로움 없이 지속할 수 있다.

복근 트레이닝이나 다이어트를 할 때마다 좌절하는 이유는 아무리 노력해도 효과가 잘 나타나지 않기 때문이다. 하지만 5초 복근 트레이닝은 신경 쓰이는 부분을 집중적으로 단련해 비교적 빠른 효과를 볼 수 있다. 노력한 성과가 바로 나타나면 기분도 좋아진다.

1회 5초씩 여러 차례 반복하는 트레이닝인 만큼 많은 시간을 들이지 않아도 된다. 어디서든 손쉽게 할 수 있다는 점이 5초 복근 트레이닝의 가장 큰 특징이다.

5초 복근 트레이닝의
4가지 장점

근육과 관절에 부담이 적다

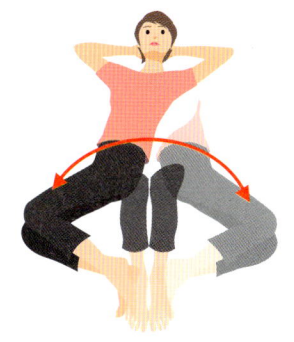

격렬한 운동이 아니기 때문에 근육과 관절 등 몸에 부담을 거의 주지 않는다. 피로감도 적어 즐겁게 할 수 있다.

방법이 아주 간단하다

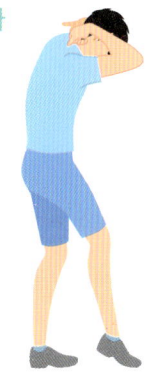

5초 복근 트레이닝의 동작은 단순하고 기억하기 쉬워 생각날 때마다 바로바로 실천에 옮길 수 있다.

짧은 시간에도 가능하다

1회 5초씩 여러 차례 반복해서 효과를 얻는 운동이므로 하루 중 잠깐씩이라도 가볍게 할 수 있다.

효과가 바로 나타난다

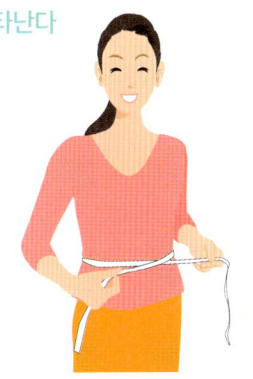

신경 쓰이는 부위를 집중적으로 단련해 기존의 복근 트레이닝보다 효과를 얻기 쉽다. 항상 성취감이 있어 꾸준히 할 수 있다.

뇌를 속여 뱃살을 훌쭉하게 만든다

'이미지 연상법'으로 뇌 속이기

5초 복근 트레이닝의 효과를 극적으로 끌어올릴 수 있는 방법이 있다. 바로 '뇌 속이기'이다. 복근을 빈 캔이라 생각하고 세로로 찌그러뜨리는 이미지를 떠올리면서 트레이닝을 하면 더 효과적으로 근육에 부하를 걸 수 있다.

보디빌딩 대회를 떠올려보자. 선수들은 열심히 단련한 육체를 보여주기 위해 다양한 포즈를 취한다. 그때 실제로 무언가를 손에 들고 있지 않지만, 마치 수십 킬로그램에 달하는 덤벨을 손에 들고 있는 듯한 이미지를 연상하며 자세를 잡는다. 즉, 뇌를 속여 긴장 상태로 만들어 근육을 더 도드라져 보이게 하는 것이다.

5초 복근은 이러한 이미지 연상법을 활용해 효과를 배로 높이는 트레이닝이다. 이미지를 연상할 때 트레이닝으로 단련해야 할 근육을 확실하게 의식하는 것이 무엇보다 중요하다. 근육에 의식을 집중하지 않고 단순히 동작만 따라 하면 정해진 횟수를 다 채워도 효과는 줄어든다. 근육을 의식하는 것은 '뇌와 근육을 연결하는 것'이다. 구체적인 방법은 p20를 참고하자.

효과를 배로 높이는
이미지 연상법

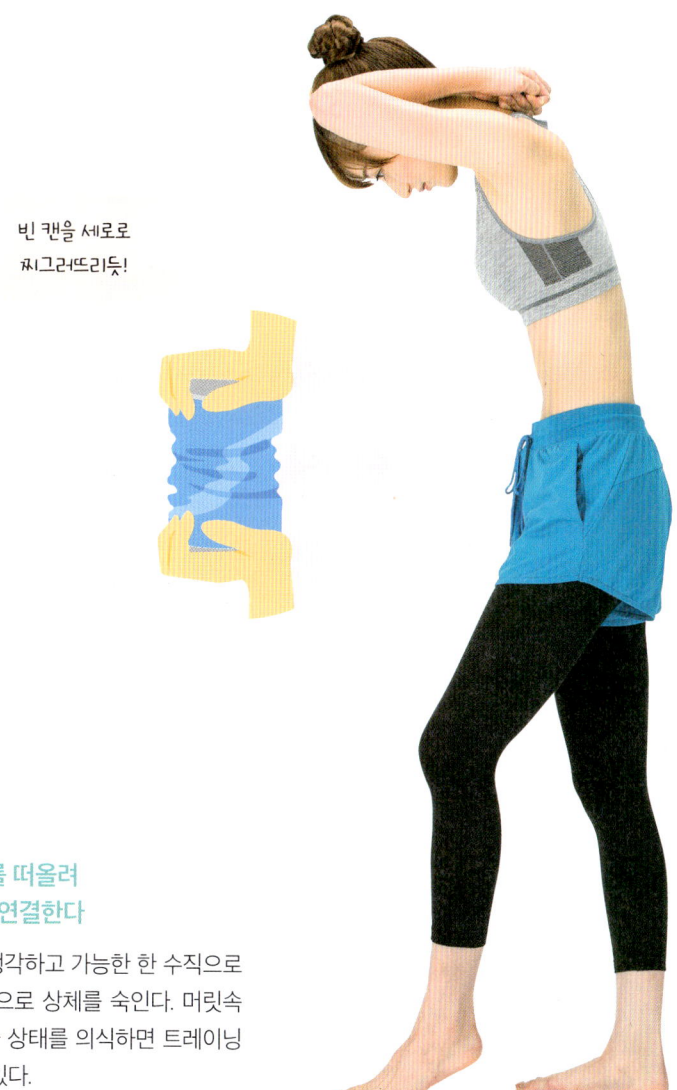

빈 캔을 세로로
찌그러뜨리듯!

**구체적인 이미지를 떠올려
뇌와 근육을 직접 연결한다**

근육을 빈 캔이라 생각하고 가능한 한 수직으로 찌그러뜨리는 느낌으로 상체를 숙인다. 머릿속에서 근육의 존재와 상태를 의식하면 트레이닝의 효과를 높일 수 있다.

근육에 명령하고 질문하라!

'근육과 대화'하면 효과가 올라간다

5초 복근 트레이닝을 시행할 때 반드시 기억해야 할 것이 있다. 바로 뇌와 근육을 연결하기 위한 '근육과의 대화'이다.

사람의 근육은 '불수의근'과 '수의근' 2가지로 나뉜다. 불수의근은 심장과 내장 주변에 있는 근육이고, 수의근은 복부와 팔 등에 있는 근육이다. 이 두 근육의 가장 큰 차이점은 자신의 의지로 움직일 수 있느냐 없느냐이다. 불수의근은 자신의 의지로 움직이지 못하지만, 수의근은 움직일 수 있다. 즉, 수의근은 트레이닝으로 단련할 수 있는 근육이다.

단, 단련 방법에는 요령이 필요하다. 아무런 생각 없이 막연하게 트레이닝을 하면 별다른 효과를 얻지 못한다. 반대로 자극을 주고 싶은 근육에 의식을 집중하면 효과는 놀라울 정도로 높아진다. 그래서 '근육과의 대화'가 중요한 것이다. 실제로 많은 보디빌더가 근육과 대화하면서 트레이닝을 한다. 트레이닝으로 단련하고 싶은 근육에 '앞으로 3세트 더 할 거야', '충분히 조여지고 있어?'라고 말을 걸면 단련하고 있는 부위를 더 깊이 의식할 수 있다.

근육과 대화하자

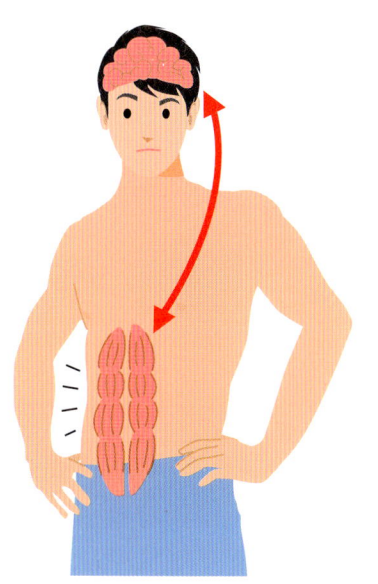

뇌와 근육의 관계를 원활하게 한다

수의근은 자신의 의지로 움직일 수 있는 근육이다. 다시 말해, 뇌에서 '조여!'라고 명령을 내리면 근육을 수축시킬 수 있다. 근육에 의식을 집중하자. 뇌와 근육의 연결 관계를 느끼면 트레이닝 효과가 높아진다.

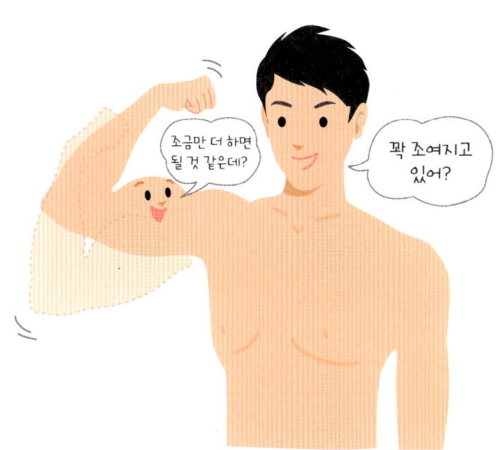

근육과 대화한다

트레이닝 동작과 자세에 익숙해지면 정해놓은 횟수를 채우는 데만 신경 쓰기 쉽다. 근육에 부하를 걸려면 1회 5초씩 트레이닝할 때마다 단련하고 싶은 근육과 대화하듯이 의식을 집중해야 한다.

대화 상대를 바로 알자!
근육의 위치와 역할

근육과 대화하려면 정확한 위치를 기억해야 한다.
그러면 뱃살이 늘어나는 원인이 어디에 있는지 저절로 알게 된다.

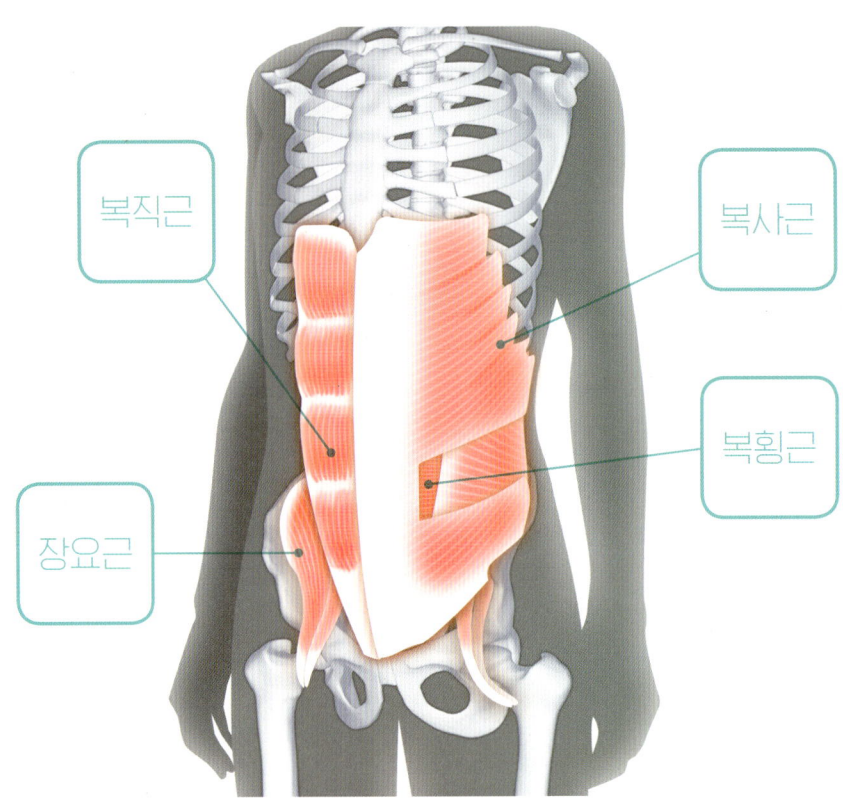

사실 복근은 근육의 구체적인 이름이 아니라 배 주변의 근육을 두루 일컫는 말이다. 주요 복근에는 '복직근', '복사근', '복횡근' 3가지가 있다. 그리고 복근은 아니지만 복근과 이어져 있는 중요한 근육인 '장요근'이 있다.
이 근육들이 어디에 있으며, 어떤 역할을 하는지 알면 각각의 근육을 의식하게 되어 5초 복근 트레이닝의 효과를 끌어올리는 데 크게 도움이 된다.

내장지방을 태우는 '복횡근'

복근 중 가장 안쪽에 위치한 근육. 속근육으로 불리며, 자세를 유지하거나 몸을 움직일 때 균형을 지키는 중요한 역할을 한다. 내장과 가까이 있어 이 근육을 단련하면 내장지방을 빠르게 제거할 수 있다.

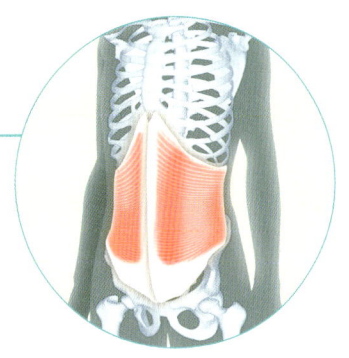

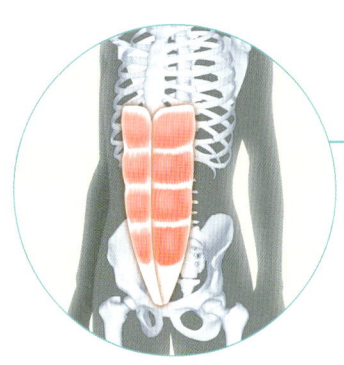

불룩한 뱃살을 막는 '복직근'

배 앞쪽을 세로로 길게 덮고 있는 근육으로 복부의 장기가 올바른 위치에 있도록 잡아준다. 복직근이 약해지면 배가 불룩 튀어나오고 뱃살이 층층이 접힌다.

잘록한 허리를 만드는 '복사근'

좌우 옆구리에 위치한 근육. '내복사근'과 '외복사근' 두 층으로 이루어져 있다. 복사근을 단련하면 허리가 잘록해진다. 반대로 복사근의 힘이 약하면 옆구리에 지방이 쉽게 붙기 때문에 주의해야 한다.

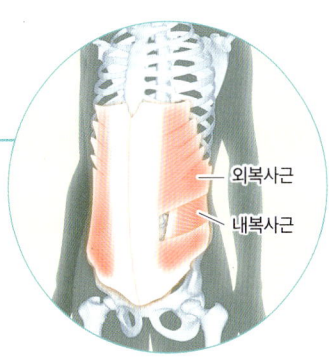

외복사근
내복사근

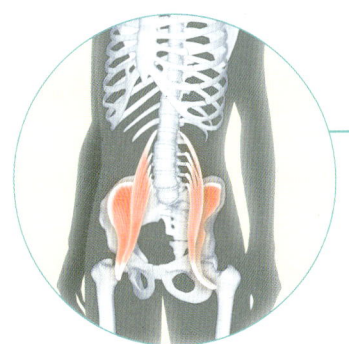

아랫배를 홀쭉하게 하는 '장요근'

대요근과 장골근을 통틀어 일컫는 말이다. 다리를 앞으로 들어 올리는 근육으로 고관절의 움직임에 관여한다. 다리를 고정한 상태에서 상체를 움직일 때도 쓰인다. 장요근이 약해지면 내장의 위치가 처지고 아랫배가 튀어나오므로 날씬한 배를 만들려면 반드시 단련해야 하는 중요한 근육이다.

살찐 유형을 알고 효과적으로 트레이닝하자

뱃살 유형별 대처법

아랫배만 유독 튀어나오거나 뱃살이 두 겹으로 겹치는 등 뱃살에도 여러 유형이 있다. 모두 복근이 약해지면서 생기는 현상인데, 특히 어떤 부분의 근육이 약한가에 따라 뱃살의 유형이 달라진다. 중요한 것은 '자신이 어떤 유형에 해당하느냐'를 아는 것이다. 자신의 뱃살 유형을 알고 나면 약한 부위를 중점적으로 단련할 수 있다. 먼저 배에 살이 찌는 3가지 유형에 대해 알아보자.

- **뱃살이 불룩한 유형**
  지방이 두텁고 뱃살이 전체적으로 크게 나온 사람. 복부 비만 체형

- **아랫배만 튀어나온 유형**
  언뜻 보기에는 말라 보이지만 실제로는 아랫배가 툭 튀어나온 사람

- **옆구리살이 처진 유형**
  옆구리에 지방이 붙어 잘록한 라인이 없다. 허리 위로 옆구리살이 손에 잡히는 사람

이제 유형별로 단련해야 할 부위와 주요 트레이닝 방법을 알아보자. 책에서 소개하는 2주 프로그램을 확실하게 실천하면 어떤 유형의 뱃살이든 놀라운 효과를 얻을 수 있다. 특히 자신의 뱃살 유형에 맞는 트레이닝 메뉴를 중점적으로 실시하면 효과는 더욱 좋아진다.

3가지 뱃살 유형과 트레이닝 방법

1. 뱃살이 불룩한 유형

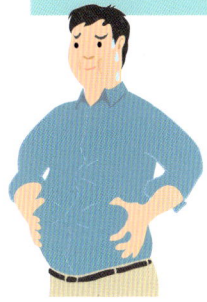

뱃살의 지방이 두터워 손가락으로 잡히지 않는 상태. 배 주변이 전체적으로 나온 사람

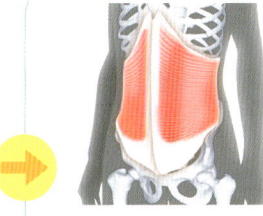

여기를 단련하자!

쉽게 빠지는 내장지방부터 공략하는 것이 좋다. 따라서 복횡근을 중점적으로 단련해야 한다.

효과 up 트레이닝
- 지방 연소시키기 p62
- 불룩한 뱃살 빼기 p60

2. 아랫배만 튀어나온 유형

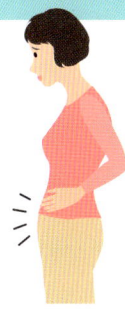

언뜻 보기에는 마른 것 같지만 실제로는 아랫배가 볼록 나와 있는 사람

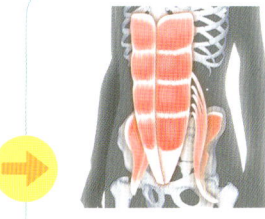

여기를 단련하자!

내장의 위치가 처지면 아랫배가 약해진다. 복직근과 장요근을 단련하는 것이 좋다.

효과 up 트레이닝
- 튀어나온 아랫배 없애기 p56
- 아랫배 홀쭉하게 만들기 p58

3. 옆구리살이 처진 유형

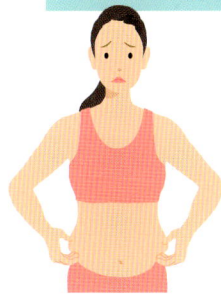

배 앞쪽보다 양 옆구리에 지방이 쌓여 튜브 모양을 이루고 있는 사람

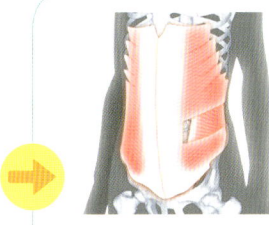

여기를 단련하자!

복사근이 약해진 것이 원인이다. 평소 잘 쓰지 않는 복근인 만큼 꼼꼼히 단련하자.

효과 up 트레이닝
- 처진 옆구리살 없애기 p72
- 허리 라인 만들기 p74

2주 만에 이렇게 달라졌어요!

아랫배만 튀어나온 유형
운동 부족형

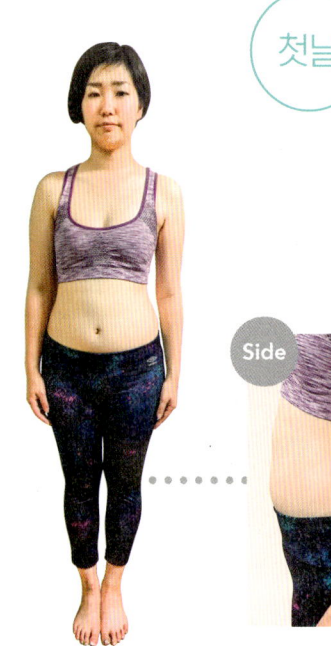

첫날

요즘 아랫배가 볼록 튀어나와서 신경 쓰여요.

Side

이름	사쿠마 아오이
나이	26세
신장	164cm

2주 후 성과

| 체중 | 58kg → 56.5kg | -1.5kg |
| 복부 둘레 | 78cm → 74cm | -4cm |

이렇게 트레이닝했어요

1주 차

볼록한 아랫배를 빼기 위해 집중적으로 트레이닝했어요. 장요근을 단련해 뱃살을 쏙 들어가게 만드는 '튀어나온 아랫배 없애기(p56)'와 복직근을 단련하는 '아랫배 홀쭉하게 만들기(p58)'를 했지요. 하루의 기준량을 정해 놓고, 다 하지 못하면 다음날 더 많이 하는 식으로 조정했어요.

2주 차

'복부 전체 조이기(p76)' 동작만 계속하다 보니 힘들어서 하루걸러 했어요. 못하는 날에는 그 대신 1주 차 때 했던 '튀어나온 아랫배 없애기(p56)'와 '아랫배 홀쭉하게 만들기(p58)'를 추가해 아랫배를 단련하는 데 쓰이는 근육을 중점적으로 트레이닝했답니다.

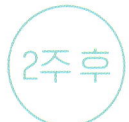

2주 후

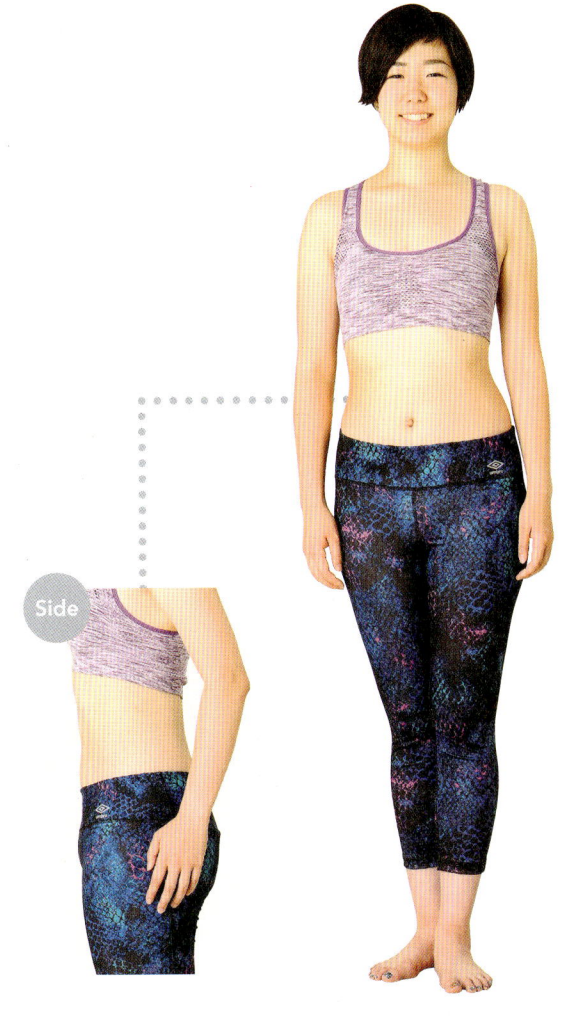

체험 후기

트레이닝을 시작했을 무렵에는 배 안쪽 근육이 아프기만 할 뿐 별다른 변화가 없어서 정말 효과가 있는 건지 걱정스러웠죠. 하지만 시간이 지날수록 먹는 양을 줄인 것도 아닌데, 볼록하게 튀어나와 있던 아랫배가 조금씩 없어지면서 목 주변 라인까지 날렵해졌어요. 긴 계단을 오르락내리락할 때도 항상 힘들었는데 점점 편해지더니 이제는 확실히 복부에 근육이 탄탄하게 붙었다는 사실이 실감 나요.

트레이너 조언 자신의 상태에 맞춰 트레이닝 메뉴를 바꾸고, 매일 조금씩이라도 하려고 노력한 것이 좋은 결과로 이어졌네요. 근육통이 심하더라도 아무것도 하지 않기보다는 트레이닝 메뉴를 바꿔 1회라도 하려는 마음가짐이 아주 중요해요.

주의점 식사는 크게 신경 쓰지 않은 것 같은데 주의를 조금만 기울이면 더 큰 효과를 기대할 수 있어요. **(p110)**

향후 트레이닝 방향 복부는 어느 정도 단단해졌으니 '꽉 조여진 복근 만들기**(p104~107)**' 트레이닝을 추가해보세요. 복부 라인이 더 예뻐질 거예요.

아랫배만 튀어나온 유형
쉽게 마르지 않는 체형

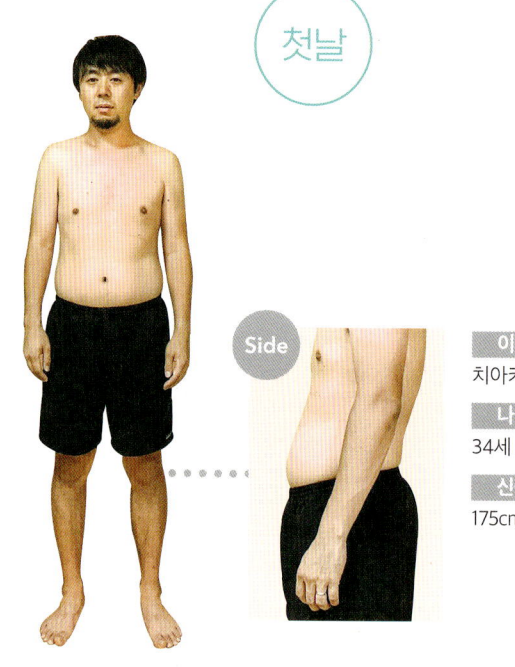

첫날

20대 때와 먹는 양은 똑같은데 체중이 점점 불어나요.

이름	치아키 고타로
나이	34세
신장	175cm

2주 후 성과

체중 75.8kg → 71.9kg   -3.9kg

복부 둘레 93cm → 89cm   -4cm

이렇게 트레이닝했어요

1주 차

아래 뱃살을 없애는 데 효과적인 동작을 많이 하고 싶었지만 '아랫배 홀쭉하게 만들기(p58)'만 해도 배가 갑갑하고 힘들어 어떤 날은 횟수를 조금 줄여서 했어요. 그 대신 매일 '튀어나온 아랫배 없애기(p56)'를 하면서 복직근을 단련했습니다.

2주 차

'튀어나온 아랫배 없애기(p56)'를 매일 꾸준히 하며 2주 차 트레이닝을 시작했습니다. '허리 라인 만들기(p74)'에 재미가 생겨 많이 할 수 있도록 트레이닝 메뉴를 조정했어요. '복부 전체 조이기(p76)' 동작은 어려운 편이라 횟수를 줄인 날도 있었습니다.

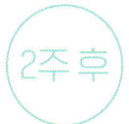

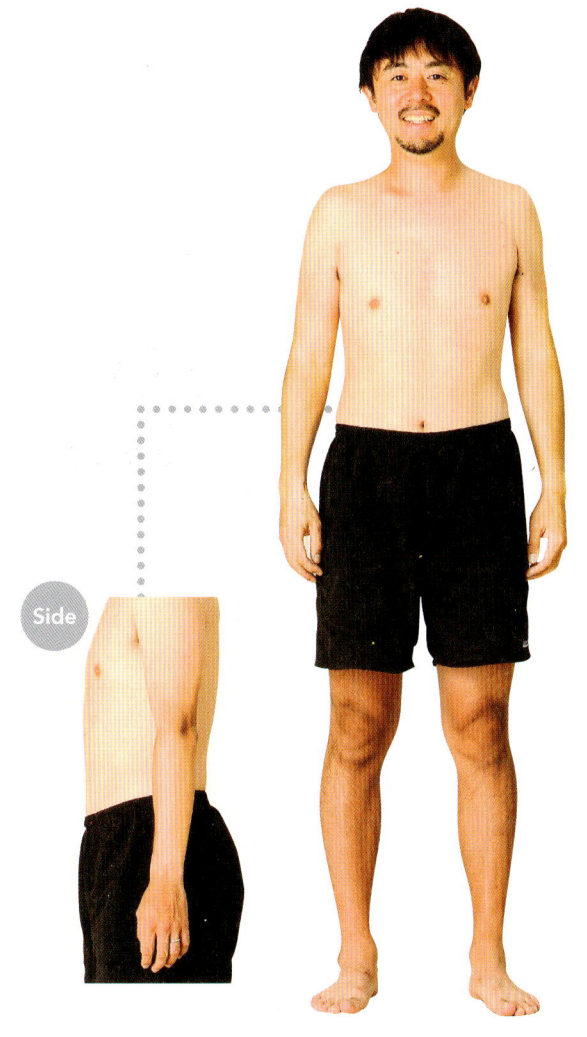

체험 후기

처음에는 동작을 하는 것만으로도 힘들었어요. 하지만 반복적으로 하다 보니 점점 편해져서 트레이닝 횟수를 조금씩 늘렸습니다. 볼록 튀어나온 아랫배를 없애려고 복직근을 단련하는 동작을 많이 했어요. 트레이닝 하나하나를 하는 데 드는 시간이 짧은 편이라 제가 원하는 레벨에 맞춰 조절하기도 수월했습니다. 2주 동안 열심히 따라해 보니 배가 단단해진 게 느껴지네요. 근육이 붙으면서 체력이 회복되는 느낌도 들고요.

트레이너 조언 아랫배 단련에 효과적인 복직근 중심의 트레이닝을 선택한 것은 바람직한 접근 방법입니다. 익숙해졌을 때 횟수를 늘린 부분도 좋았고요. 자신의 몸 상태에 맞춰 얼마든지 횟수를 조절할 수 있다는 점도 5초 복근 트레이닝의 특징입니다. 단, 절대 무리해서는 안 됩니다. '조금 힘들다' 싶은 정도의 횟수에서 멈추는 게 좋아요.

주의점 다소 힘든 트레이닝 전후로는 스트레칭을 해주는 것이 좋습니다. 근육에 갑작스러운 자극을 주거나 부하를 걸고 나서 적절히 풀어주지 않으면 근육이 다칠 수 있습니다.

향후 트레이닝 방향 옆구리살은 조금 더 제거해야 할 것 같네요. 복사근 트레이닝을 늘려 단단한 복부를 만들어봅시다.

옆구리살이 처진 유형
두 겹으로 접히는 뱃살

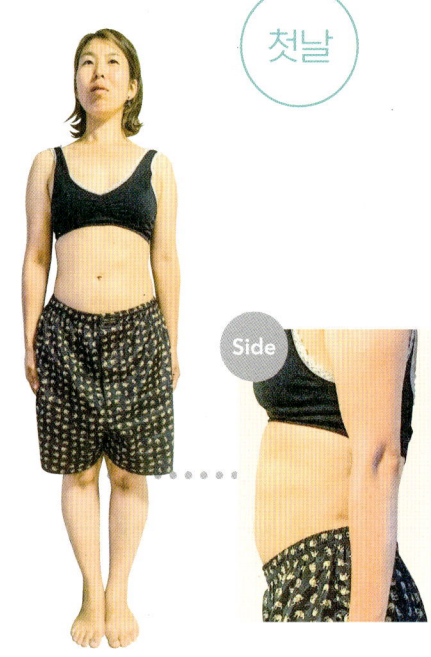

첫날

두 아이를 출산한 후 체형이 달라졌어요. 운동 부족으로 아이들의 체력을 좀처럼 따라갈 수도 없답니다.

이름 호리카와 이즈미
나이 33세
신장 157cm

2주 후 성과

체중	53.6kg → 52.6kg	-1kg
복부 둘레	76.9cm → 66cm	-10.9cm

이렇게 트레이닝했어요

1주 차

가장 꾸준히 하기 쉬운 '아랫배 홀쭉하게 만들기(p58)' 동작을 많이 했어요. '지방 연소시키기(p62)'와 '불룩한 뱃살 빼기(p60)' 동작은 힘들어서 1세트를 몇 번으로 나누어서 했고요. 자세를 유지하고 있기만 하면 되는 트레이닝이 많아서 TV 볼 때도 잠깐씩 할 수 있었어요.

2주 차

'복부 전체 조이기(p76)'는 힘들어서 매일 하지는 못했어요. 대신 '처진 옆구리살 없애기(p72)'와 '허리 라인 만들기(p74)' 동작을 많이 해서 옆구리를 집중적으로 단련했지요. 1주 차 때 했던 '아랫배 홀쭉하게 만들기(p58)'와 '지방 연소시키기(p62)'는 집안일을 하는 중간중간 계속했답니다.

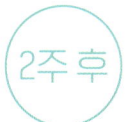

2주 후

체험 후기

트레이닝을 하면 바로 온몸이 땀으로 흠뻑 젖는데도 몸무게가 생각처럼 줄지 않아 처음에는 '효과가 있긴 한 거야?' 하고 의심했어요. 하지만 복부 둘레를 재보니 조금씩 허리가 가늘어지고 있더라고요. 육아 때문에 따로 시간을 내기가 어려워 트레이닝하는 양도 일정하지 않았는데, 2주 만에 배가 놀라울 정도로 홀쭉하고 단단해져서 사이즈 재는 게 즐거워요. 앞으로도 꾸준히 해서 이번에는 체중 감량에 성공하고 싶어요.

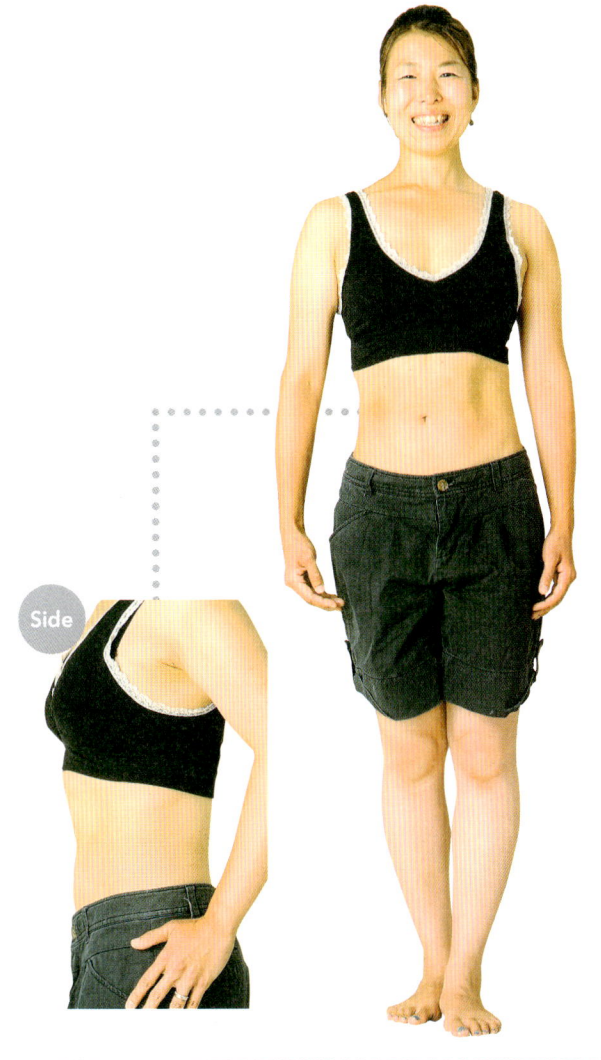

트레이너 조언	트레이닝 시간을 확보하기 어려운 상황임에도 불구하고 제한된 시간 안에 집중적으로 운동해서 복부 둘레가 감소하는 큰 결과를 얻으셨군요. 5초 복근 트레이닝은 짧은 시간만으로도 효과가 나타납니다. 바쁠 때는 집안일을 하는 사이사이에 5분, 자기 전에 5분 정도만 실천해도 좋습니다.
주의점	지방이 연소된 만큼 근육이 붙어서 체중에는 큰 변화가 없었지만, 대사가 좋아지다 보니 체형은 달라졌지요. 체중은 숫자에 불과하니 크게 연연하지 않는 게 좋아요.
향후 트레이닝 방향	복부가 단단해졌으니 이제는 부위별 트레이닝(p86)을 집중적으로 단련해봅시다.

뱃살이 불룩한 유형
지방층이 두꺼운 경우

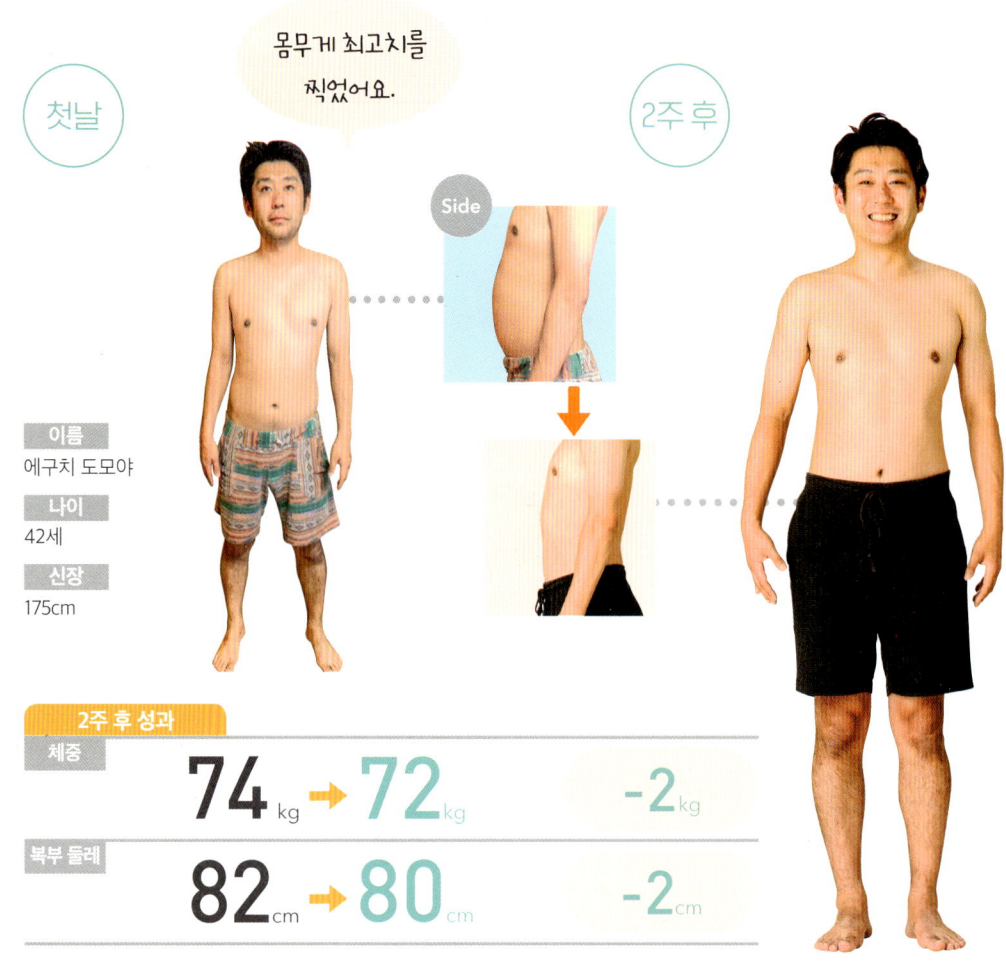

첫날 — 몸무게 최고치를 찍었어요.

2주 후

이름: 에구치 도모야
나이: 42세
신장: 175cm

2주 후 성과

체중	74kg → 72kg	-2kg
복부 둘레	82cm → 80cm	-2cm

체험 후기

취미가 풋살이라 근력에는 자신 있었어요. 그런데 간단한 동작만으로도 근육의 움직임이 느껴져서 아직 단련되지 않은 근육이 있다는 걸 알게 되었죠. 일이 바쁜 날이나 도무지 시간이 나지 않는 날에는 간단한 동작만 했습니다. 대신 시간적 여유가 있는 날에는 바쁠 때 하지 못했던 만큼 트레이닝을 추가해 진행했어요. 어느새 배가 가뿐해지면서 몸의 움직임도 가벼워졌답니다.

트레이너 조언

기초 근력이 있는 분이니 적은 횟수로라도 '복부 전체 조이기(p76)'와 같은 어려운 동작을 중점적으로 하는 것이 좋을 것 같네요. 짧은 시간에 단련할 방법을 찾아보세요.

옆구리살이 처진 유형
등에 군살이 붙은 경우

첫날   2주 후

배 주변에 불거져 나온 살들 때문에 입지 못하는 스커트가 많아졌어요.

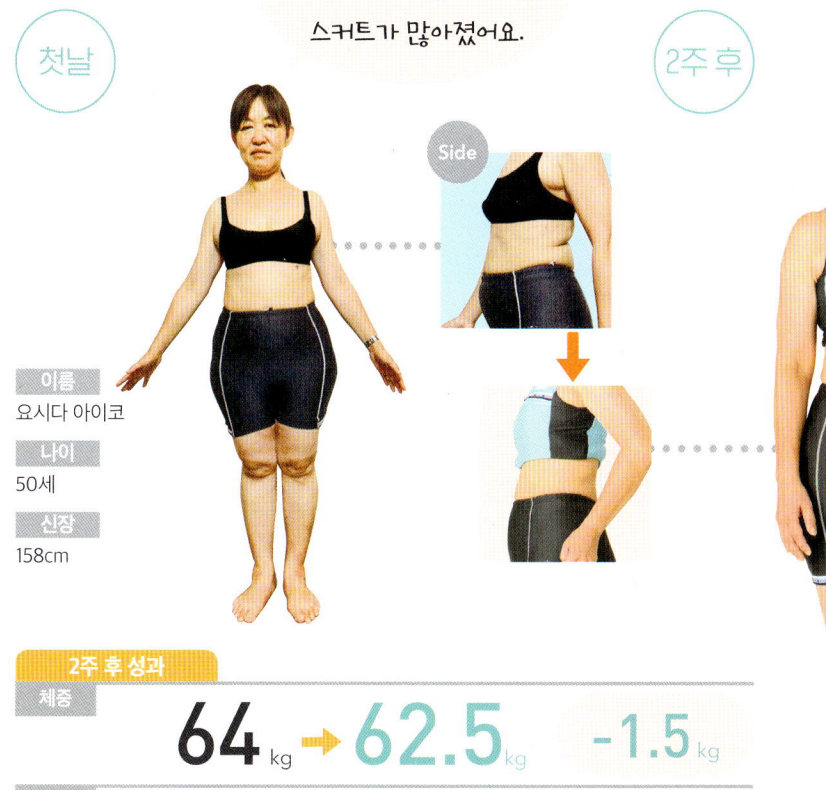

이름 요시다 아이코
나이 50세
신장 158cm

2주 후 성과
체중 64 kg → 62.5 kg   -1.5 kg
복부 둘레 84 cm → 83.3 cm   -0.7 cm

체험 후기

트레이닝을 시작하고 얼마 지나지 않아 입기 힘들었던 스커트가 금세 편해져서 놀랐어요. 날마다 조금씩 변화하는 게 느껴져요. 일상생활에서 복근과 호흡에 신경 쓰는 습관도 생겼답니다. 근육이 붙으면서 처져 있던 뱃살이 단단하게 수축되는 게 눈에 보이자 신이 나서 더 열심히 하게 되더라고요. 앞으로도 볼록한 아랫배가 사라지도록 계속해서 트레이닝할 생각이에요!

트레이너 조언

수치만 봤을 때는 큰 변화가 없는 듯하지만, 겉모습은 많이 달라졌지요. 일상생활에서 복근이나 호흡을 의식할 수 있게 된 것도 아주 바람직해요. 앞으로는 볼록 튀어나온 아랫배가 홀쭉해지도록 복직근과 장요근을 중점적으로 단련해봅시다.

그동안 해온 다이어트가 실패한 이유

힘든 복근 운동은 모두 헛수고였다!

앞서 소개한 사례자들은 과거에 계속 좌절을 겪다가 '5초 복근 트레이닝'으로 원하던 결과를 손에 얻었다. 바로 '올바른 방법'을 따랐기 때문이다. 지금까지는 잘못된 방법으로 트레이닝을 해온 탓에 아무런 효과도 얻을 수 없었다. 어떤 점이 잘못되었던 걸까?

이를테면 많은 사람이 복근을 단련하려고 배꼽을 쳐다보며 몸을 둥글게 말아 일어나는 동작, 즉 '윗몸 일으키기'를 하는데 이 방법은 크게 잘못되었다. 배에 걸려야 하는 부하가 동작을 하면 할수록 허리나 등에 과도하게 걸린다. 그러다 보니 아무리 열심히 동작을 반복해도 생각처럼 뱃살은 빠지지 않고 몸에 통증만 생겨 결국 포기하게 되는 것이다.

또 한동안 유행했던 배에 감는 타입의 운동 기구를 쓰는 사람도 있다. 하지만 이것만으로 복부는 단단해지지 않는다. 근육에 아무리 자극을 주어도 본인 스스로 단련하려는 부위에 대한 이미지를 떠올리지 않고 복근과 대화도 하지 않는다면 의식이 집중되지 않아 큰 효과를 기대할 수 없다. 5초 복근 트레이닝과 비교해 시간과 돈만 낭비하는 셈이다.

[잘못된 방법이 갖는 함정]

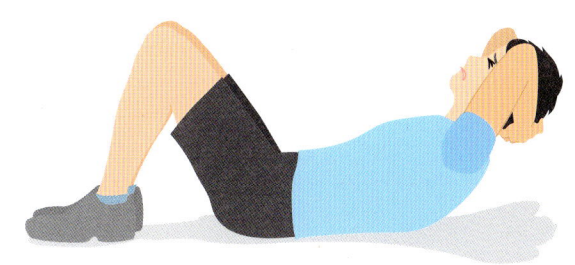

윗몸 일으키기는
허리와 등에 통증을 유발한다

목 뒤를 감싸고 상체를 들어 올리는 복근 운동은 사실 잘못된 운동이다. 팔의 힘과 상체의 반동을 이용한 전신 운동으로, 복근에 부하가 잘 걸리지 않고 오히려 목과 등에 통증을 유발한다.

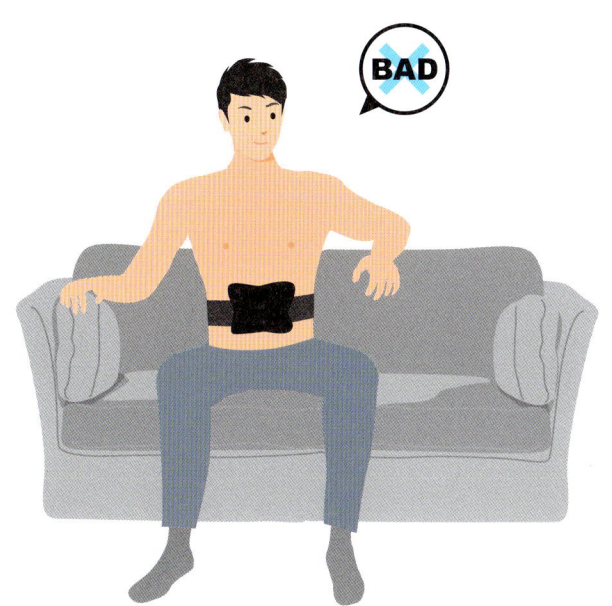

복근 운동 기구는
효과가 꽝이다?!

TV 홈쇼핑이나 인터넷에서 흔히 볼 수 있는 복근 운동 기구는 편리하고 근육에 자극도 준다. 하지만 근육을 의식하지 않는 방법이므로 효과가 작아 만족스러운 결과를 얻기 어렵다.

몸에 무리를 주는 운동을 주의하라

지금까지의 운동 방법은 잘못되었다

운동을 아무리 해도 효과가 없는 이유는 무엇일까? 운동하기로 마음을 먹으면 대부분의 사람은 우리가 흔히 알고 있는 여러 가지 방법들을 시도한다. 누구나 가볍게 시작할 수 있는 '달리기'가 그 대표적인 예다. 그러나 사실 달리기는 몸에 무리가 가거나 무릎을 다칠 수 있어 뱃살을 빼는 다이어트나 체중 감량을 목적으로 하기에는 적합하지 않다.

또 덤벨과 같은 기구를 이용하는 트레이닝을 할 때에도 잘못된 방법으로 하는 경우가 많다. 팔뚝을 가늘게 하려고 매일 덤벨을 위아래로 올렸다 내렸다 하는 운동을 반복한 여성이 있었는데, 한 달을 지속해도 아무런 효과가 나타나지 않는다며 하소연을 한 적이 있다. 어떻게 했는지 동작을 직접 보고 나니 원인을 알 수 있었다. 덤벨을 들어 올리려고 전신에 힘을 실은 탓에 팔 근육은 거의 사용하지 않고 관절이나 하체만 단련된 것이다. 이렇게 동작을 눈에 보이는 대로만 따라 할 때는 특히 조심해야 한다.

이 외에도 유행하는 운동 방법 중에는 다이어트에 적합하지 않거나 오히려 역효과를 일으키는 것들이 많다.

이런 운동 방법은 효과가 없다

몸에 큰 부담을 주는 달리기

달리기는 체중이 많이 나갈수록 무릎을 다치기 쉽다. 오히려 매일 30~40분 정도 걷는 것이 더 좋다.

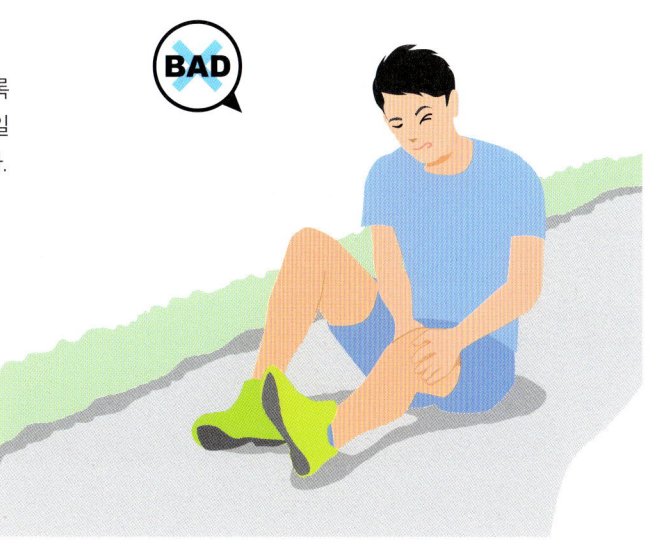

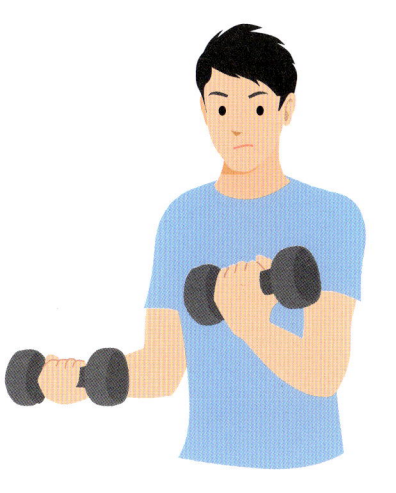

같은 동작을 반복하기만 하는 기구 운동

단순히 동작을 반복하기만 하는 덤벨 운동과 같은 기구 운동은 반동을 이용한 트레이닝으로 끝나기 쉽다. 단, 5초 복근 트레이닝의 '이미지 연상법'이나 '근육과의 대화'를 의식하며 진행하면 운동 효과가 생긴다.

5초 복근 트레이닝은 다이어트 외에도 이런 효과가!

근력이 향상되면
몸도 건강해진다

5초 복근 트레이닝을 하다 보면 지방이 줄고 근육량이 늘어 뱃살이 홀쭉해진다. 근육량이 늘면, 즉 근력이 향상되면 또 다른 효과도 기대할 수 있다.

우선 가장 먼저 나타나는 효과는 기초대사의 향상이다. 대사가 좋아지면 일상생활만으로도 많은 양의 칼로리가 소모된다. 예를 들어 오랜 시간 앉아서 일하는 사무직 직장인도 기초대사가 좋아지면 지금까지와 똑같은 생활을 해도 살이 잘 찌지 않는다. 기초대사는 근육량에 비례하기 때문이다.

대사 향상과 함께 면역력도 강해진다. 근육량이 늘면 체온이 올라가면서 혈액의 흐름이 좋아지고, 몸 전체에 영양이나 산소가 골고루 공급되어 면역력이 높아진다. 몸의 컨디션도 잘 유지된다.

또 복횡근이나 장요근과 같은 속근육을 단련하면 자세를 유지하는 '체간'이 바로잡히므로 자세 교정에 효과적이다. 혈액의 흐름이나 잘못된 자세가 원인이 되어 일어나는 컨디션 악화, 가령 요통이나 어깨 결림 같은 증상이 해소된다. 이처럼 근육량이 늘면 여러 가지 건강 효과가 함께 나타난다.

근력 향상으로 나타나는
4가지 효과

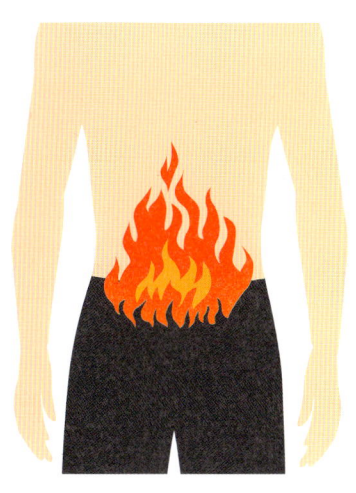

**대사가 좋아진다
(다이어트)**

'대사'란 지방을 태워 에너지로 바꾸는 것을 말한다. 근육은 대사의 약 40%를 담당하고 있다. 따라서 근육을 단련하면 에너지 소비량이 늘어나 살이 잘 빠지고 쉽게 찌지 않는 몸이 된다.

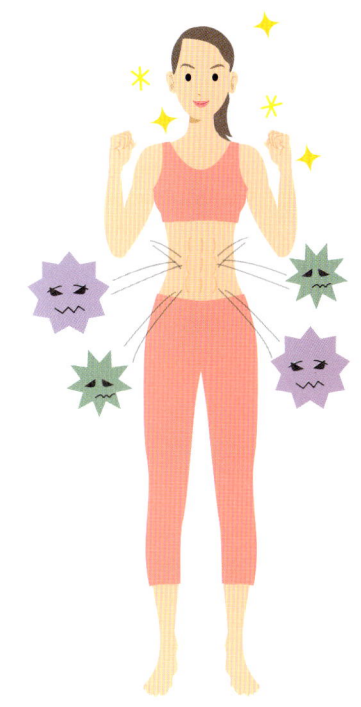

**면역력이 높아진다
(건강)**

근육량이 늘면 체온이 올라가고 혈액의 흐름이 좋아진다. 그러면 림프 순환도 좋아져 영양이나 산소가 몸에 충분히 공급되어 면역력이 크게 향상된다.

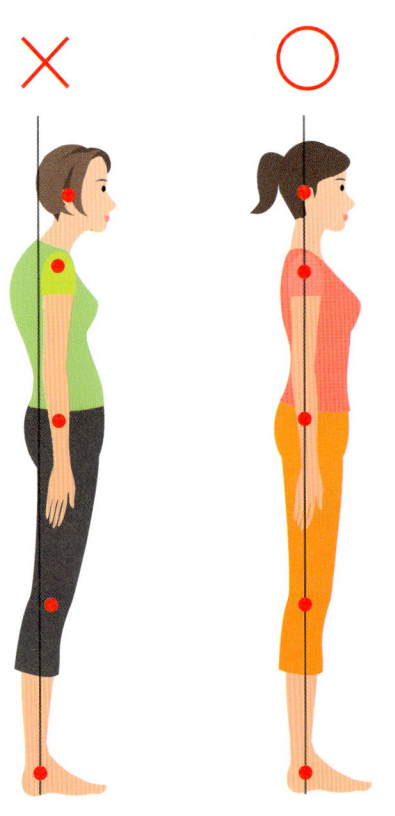

자세가 좋아진다
(신체)

복근을 단련하면 체간이 안정되어 자세가 바로잡힌다. 걸음걸이가 교정되고 한쪽으로 치우치던 불균형한 부하가 사라져 골반 틀어짐도 개선된다.

요통이나 어깨 결림이 개선된다
(통증)

근력 향상으로 혈액의 흐름이 좋아지면 산소나 영양이 전신에 고르게 전달되어 근육이 부드러워진다. 그 결과 요통이나 어깨 결림 증상이 해소되고, 몸을 보호해주는 근육의 기능도 향상된다.

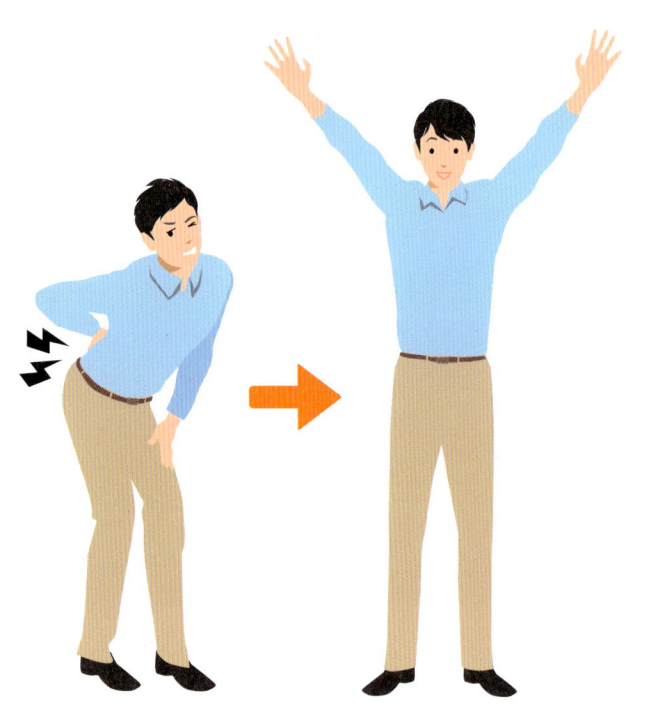

column 1

5초 복근 트레이닝을 효과적으로 실천하려면!

5초 복근 트레이닝은 1회 5초씩, 10회 반복하는 것을 1세트로 한다. 2주 동안 성공적인 성과를 얻기 위해 하루에 한 가지 트레이닝을 여러 세트 반복한다. 단, 한 번에 연이어서 하는 것은 권장하지 않는다. 아침, 저녁으로 나눠서 하거나 같은 시간에 하더라도 1세트가 끝날 때마다 적어도 1분 이상의 휴식 시간을 갖는다.

누구나 쉽게 따라 할 수 있는 트레이닝이지만, 1세트를 마치고 나면 근육에 부하가 걸린다. 지친 상태로 트레이닝을 이어나가는 것은 그다지 바람직하지 않다. 트레이닝할 때 자세가 흐트러지거나 근육을 잘 의식하지 못하게 되어 5초 복근 트레이닝의 효과가 줄어들기 때문이다.

5초 복근 트레이닝은 단순히 횟수 채우기가 목적이 아니다. 1회 5초씩 올바른 자세로 근육을 확실하게 의식하면서 실천하는 것이 무엇보다 중요하다. 서두르기보다는 제대로 해야 한다는 것을 기억하자.

5초 복근 트레이닝으로 복부를 자극하는 2주 프로그램을 소개한다. 2주 후에는 홀쭉한 배와 선명한 복근을 만날 수 있을 것이다. 탄탄하고 매끄러운 복부 라인을 만들기 위해 트레이닝을 시작해보자.

STEP 1

누구나 효과를 얻을 수 있는

2주 프로그램

복근별 맞춤 트레이닝

2주 프로그램의 포인트

'2주 프로그램'은 아주 간단하다. 5초 복근 트레이닝의 기본 동작(p48~51)과 함께 1주 동안 4가지씩 2주에 걸쳐 실시한다. 즉, 총 8가지의 동작만 하면 된다.

앞에서 설명한 대로 배를 홀쭉하게 만드는 데 쓰이는 복근에는 몇 가지 종류가 있다. 2주 프로그램의 목적은 각각의 복근에 자극을 가해 집중적으로 트레이닝하면서 복부 주변의 근육을 전체적으로 단련하는 것이다.

그렇다면 왜 2주일까. 트레이닝은 효과가 바로 눈에 보이지 않으면 오래가지 못한다. 이 프로그램에서는 2주 만에 극적인 효과가 나타나도록 최적의 트레이닝과 횟수를 정해 두었다. 또 1주 차와 2주 차로 나누어 뱃살을 빼는 데 가장 효과적인 트레이닝으로 순서를 정했다.

단, 자극하고자 하는 근육을 확실하게 의식하고 이미지를 연상하면서 근육과 대화해야 한다는 사실을 반드시 기억해야 한다. 이 사실을 잊은 채 트레이닝 횟수만 열심히 채운다 해도 효과는 나타나지 않으니 주의하자.

지방을 연소시키고 근육을 만들자

1주 차 5초 복근 트레이닝으로 복부 지방 태우기

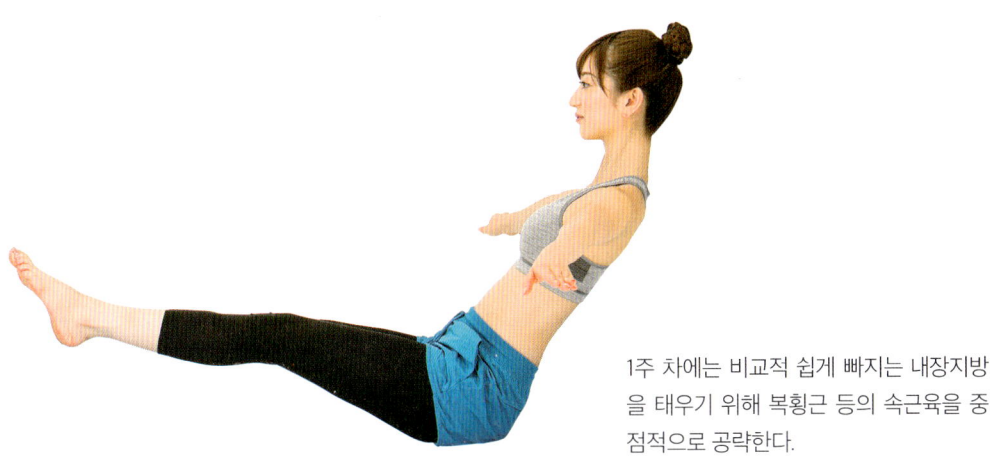

1주 차에는 비교적 쉽게 빠지는 내장지방을 태우기 위해 복횡근 등의 속근육을 중점적으로 공략한다.

2주 차 5초 복근 트레이닝으로 복부 탄탄하게 만들기

2주 차에는 복사근이나 복직근 등 겉근육을 강화해 잘 빠지지 않는 피하지방을 공략한다.

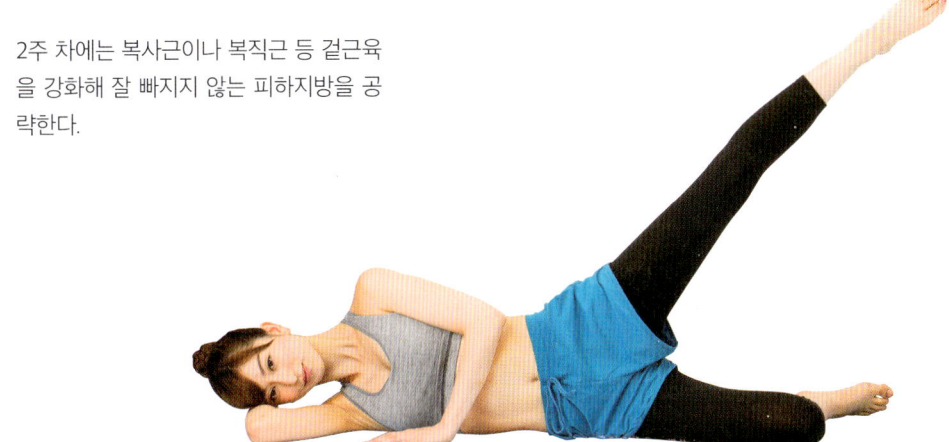

올바른 호흡법은 트레이닝 효과를 배로 올린다

복근을 강화하려면
호흡이 중요하다

스트레칭이나 트레이닝을 할 때 호흡은 아주 중요하다. 5초 복근 트레이닝 역시 올바른 호흡을 하면 운동 효과를 더 끌어올릴 수 있다.

올바른 호흡법을 익혀두자. 코로 들이마시고 입으로 내쉬는 것, 이것이 기본이다.

- 기본자세를 취한 상태에서 코로 숨을 들이마신다.
- 배 근육을 찌그러뜨리면서 입으로 숨을 내쉰다.

5초 복근 트레이닝은 기본적으로 복근을 찌그러뜨리는 운동이다. 근육을 찌그러뜨릴 때 숨을 크게 내쉬면 배 안의 '복압'이 높아진다. 복압이란 횡격막 아래에 내장이 모여 있는 공간인 '복강 안의 압력'을 말한다. 즉, 복근은 복강 주변에 붙어 있는 근육이므로 숨을 내쉬면서 복압을 높이면 배 안에서도 5초 복근 트레이닝의 핵심인 '복근 찌그러뜨리기' 효과를 극대화할 수 있다. 단, 트레이닝마다 호흡과 동작의 타이밍이 다르므로 각각의 호흡법에 유의하자.

복근 쥐어짜는 올바른 호흡법

1 코로 숨을 들이마신다

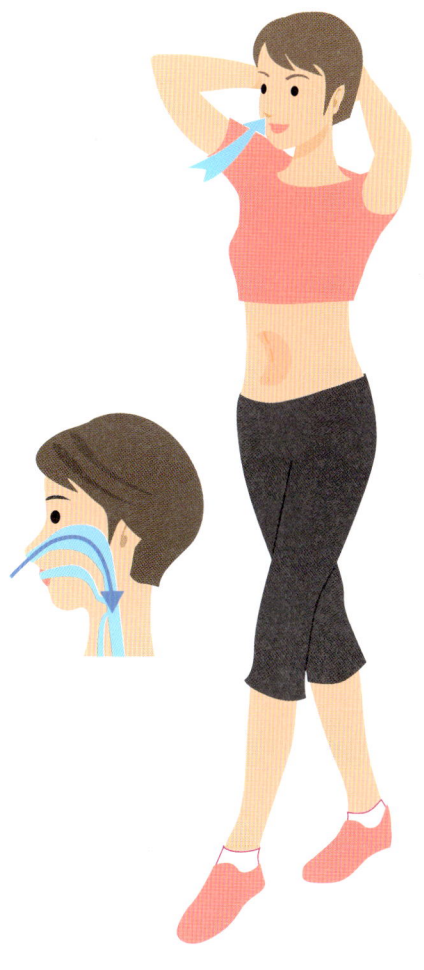

기본자세를 취한 뒤 입이 아니라 코로 숨을 깊이 들이마시면서 배를 납작하게 만든다.

2 입으로 숨을 내쉰다

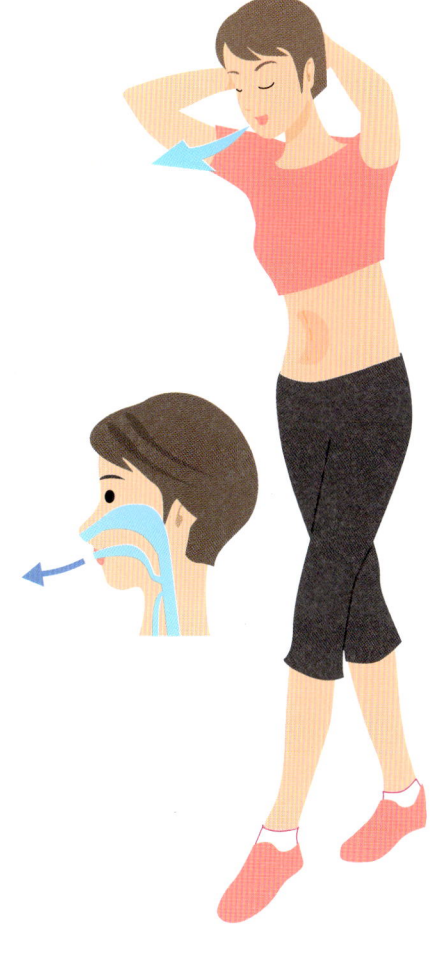

숨을 끝까지 들이마셨다면 복근에 힘을 주고 입으로 내쉬면서 배를 서서히 조인다.

빈 캔을 찌그러뜨리듯
복직근 찌그러뜨리기

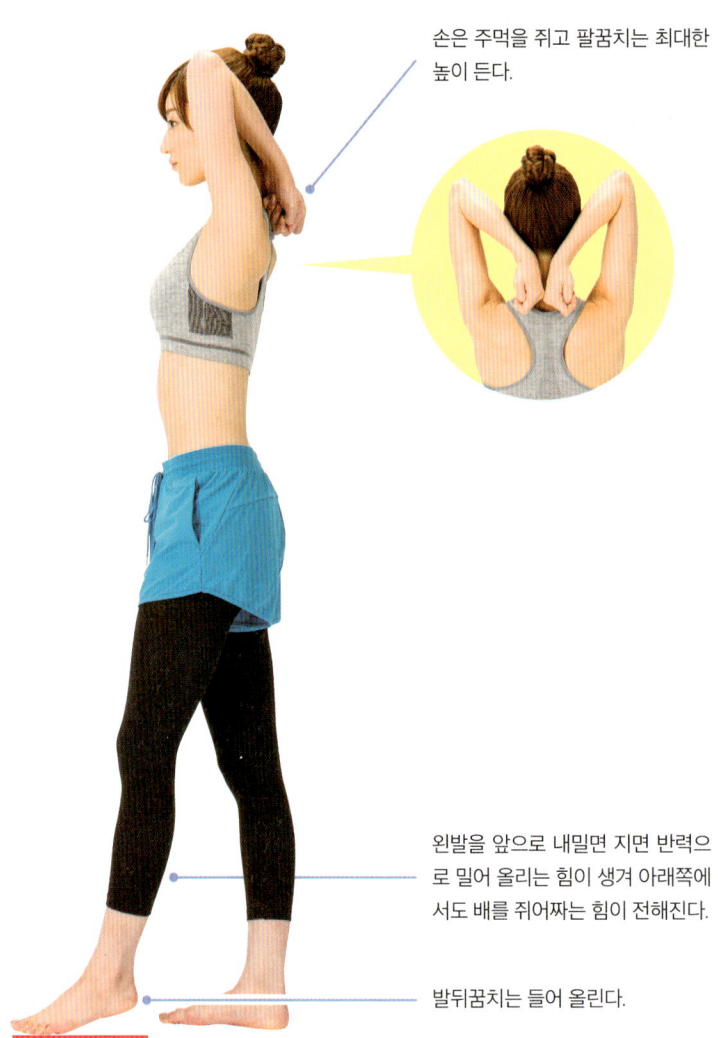

손은 주먹을 쥐고 팔꿈치는 최대한 높이 든다.

왼발을 앞으로 내밀면 지면 반력으로 밀어 올리는 힘이 생겨 아래쪽에서도 배를 쥐어짜는 힘이 전해진다.

발뒤꿈치는 들어 올린다.

1 주먹 쥔 양손을 목 뒤에 붙인다

주먹 쥔 양손을 목 뒤로 보내 새끼손가락이 목 뒤와 맞닿도록 붙이고, 복직근을 쭉 편다. 왼발을 앞으로 내민 뒤 발꿈치는 살짝 들어 올린다. 근육을 효과적으로 조이는 자세로, 복근을 늘였다면 숨을 깊이 들이마신다.

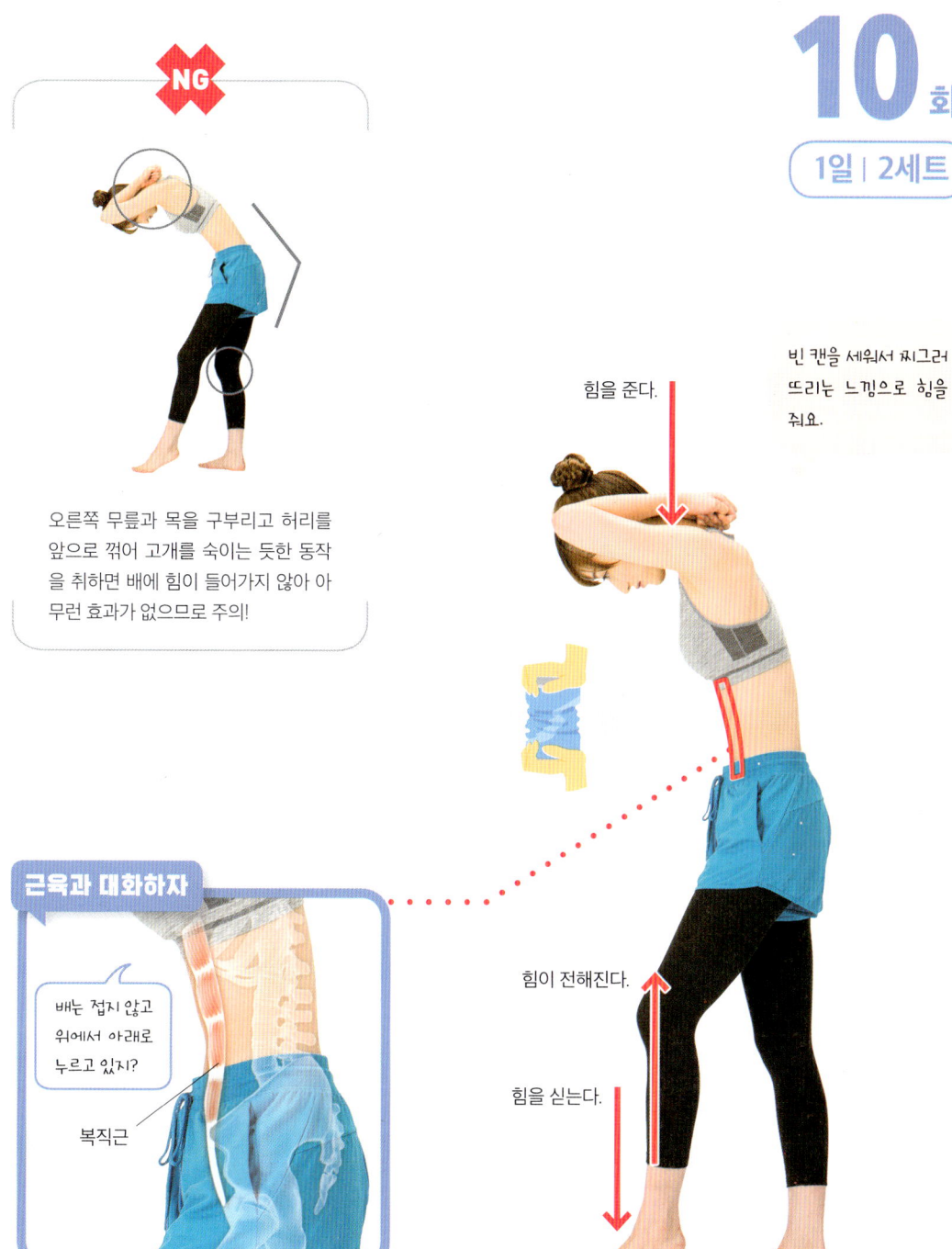

10회
1일 | 2세트

빈 캔을 세워서 찌그러 뜨리는 느낌으로 힘을 줘요.

힘을 준다.

오른쪽 무릎과 목을 구부리고 허리를 앞으로 꺾어 고개를 숙이는 듯한 동작을 취하면 배에 힘이 들어가지 않아 아무런 효과가 없으므로 주의!

근육과 대화하자

배는 접지 않고 위에서 아래로 누르고 있지?

복직근

힘이 전해진다.

힘을 싣는다.

2 배에 힘을 주고 숨을 내쉬면서 상체를 구부려 5초 동안 유지한다

숨을 내쉬면서 천천히 배와 왼발에 힘을 실어 허리를 더 이상 움직일 수 없을 때까지 상체를 최대한 구부린다. 숨을 멈추고 복직근을 조인 상태에서 5초 동안 자세를 유지한다. 다시 숨을 들이마시면서 처음 자세로 돌아온다.

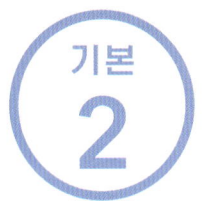

아코디언을 접듯
복사근 찌그러뜨리기

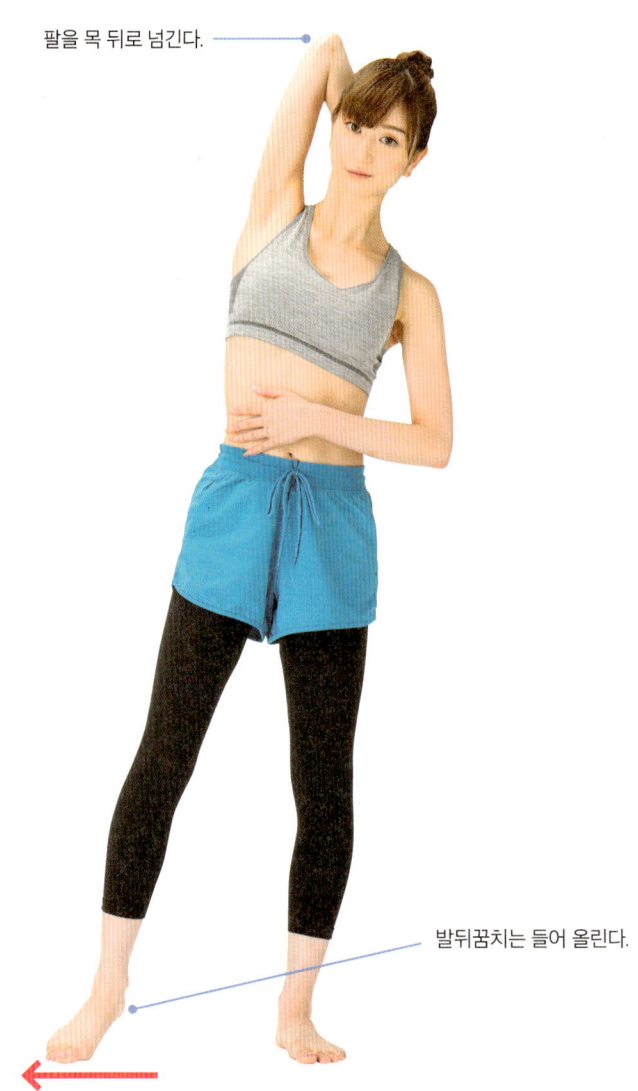

팔을 목 뒤로 넘긴다.

발뒤꿈치는 들어 올린다.

1 오른손은 목 뒤로 넘기고 오른발을 옆으로 벌린다

오른손은 주먹을 쥔 뒤 새끼손가락이 목 뒤와 맞닿도록 갖다 댄다. 팔꿈치를 높이 들어 복사근을 늘이고, 왼손은 펴서 오른쪽 옆구리에 붙인다. 오른발만 어깨너비만큼 옆으로 벌리고 발꿈치를 들어 올린 후 숨을 깊이 들이마신다.

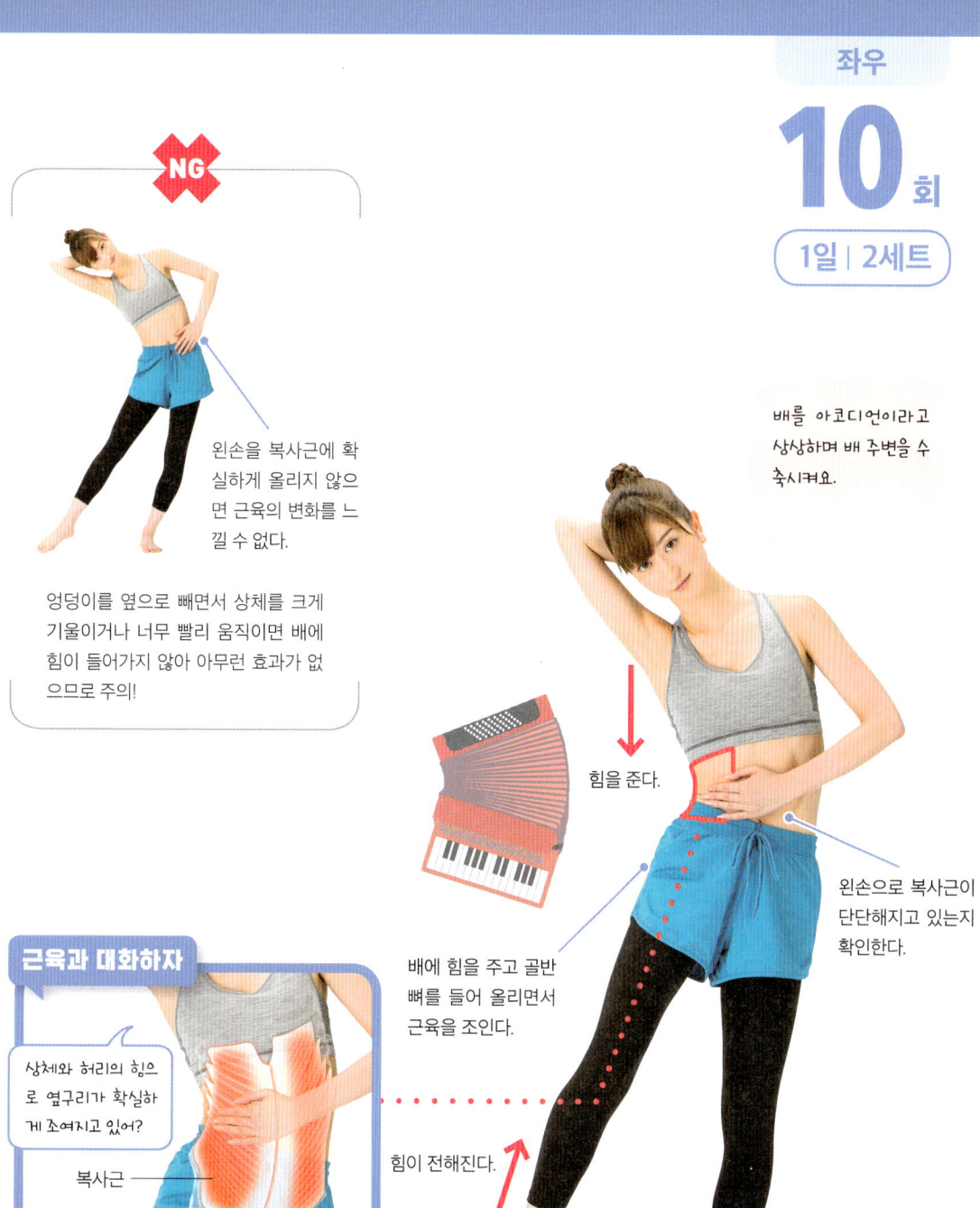

좌우 10회
1일 | 2세트

NG
왼손을 복사근에 확실하게 올리지 않으면 근육의 변화를 느낄 수 없다.

엉덩이를 옆으로 빼면서 상체를 크게 기울이거나 너무 빨리 움직이면 배에 힘이 들어가지 않아 아무런 효과가 없으므로 주의!

배를 아코디언이라고 상상하며 배 주변을 수축시켜요.

힘을 준다.

왼손으로 복사근이 단단해지고 있는지 확인한다.

배에 힘을 주고 골반뼈를 들어 올리면서 근육을 조인다.

근육과 대화하자
상체와 허리의 힘으로 옆구리가 확실하게 조여지고 있어?

복사근

힘이 전해진다.

힘을 싣는다.

2 배에 힘을 주면서 상체를 오른쪽으로 기울여 5초 동안 유지한다

등을 곧게 세우고 오른발에 힘을 실으면서 상체를 오른쪽으로 기울인다. 숨을 멈추고 5초 동안 자세를 유지한다. 다시 숨을 들이마시면서 처음 자세로 돌아온다. 반대쪽도 같은 방법으로 실시한다.

5초 복근 트레이닝의 효과를 높이는

유연성 강화 스트레칭

5초 복근 트레이닝을 시작하기 전에 반드시 유연성 강화 스트레칭을 먼저 하는 것이 좋다. 일상생활을 하는 동안 우리 몸의 근육은 운동 부족이나 긴장으로 딱딱하게 굳어 있다. 이 상태에서는 트레이닝을 해도 충분한 효과를 기대할 수 없다. 하지만 이제부터 소개하는 스트레칭을 실천하면 굳어 있던 근육이 풀어지고 혈액의 흐름이 좋아져 5초 복근 트레이닝의 효과를 더 높일 수 있다. 평소 자신이 운동 부족이라고 느낀다면 스트레칭을 꼭 따라 해보자.

허벅지 들어 올리기

허벅지와 등의 결림을 풀고 유연성을 되찾는다.

좌우 5회

1 양발을 붙이고 손을 든다
양발을 붙이고 바르게 선 뒤 양손을 쭉 올리며 숨을 들이마신다.

2 오른쪽 팔꿈치와 왼쪽 무릎을 맞닿게 한다
숨을 내쉬면서 양팔을 접어 내리는 동시에 왼쪽 허벅지를 들어 올린다. 이때 오른쪽 팔꿈치로 왼쪽 무릎을 터치한 뒤 처음 자세로 돌아온다. 좌우 번갈아가며 실시한다.

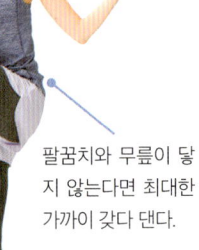

팔꿈치와 무릎이 닿지 않는다면 최대한 가까이 갖다 댄다.

발뒤꿈치 들어 올리기

고관절을 유연하게 만든다. | 좌우 5회

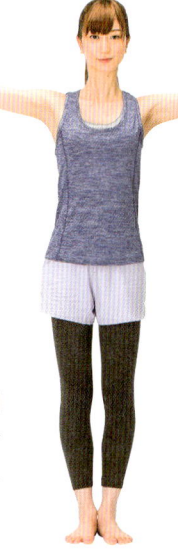

1 양팔을 옆으로 벌린다
양발을 붙이고 바르게 선 상태에서 양팔을 바닥과 평행이 되도록 벌린 뒤 숨을 들이마신다.

2 손으로 발뒤꿈치를 터치한다
숨을 내쉬면서 오른발을 들어 올리는 동시에 왼손으로 오른발 뒤꿈치를 터치하고 처음 자세로 돌아온다. 좌우 번갈아가며 실시한다.

몸이 흔들린다면 벽에 손을 댄다.

손이 발뒤꿈치에 닿지 않는다면 최대한 가까이 갖다 댄다.

발 들어 올리기

허벅지와 엉덩이 근육을 유연하게 풀어준다. | 좌우 5회

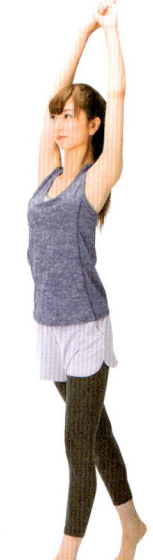

1 머리 위에서 양손을 포갠다
양발을 붙이고 바르게 선 상태에서 오른발을 한 걸음 뒤로 빼고 양손을 머리 위로 올려 포갠 뒤 숨을 깊이 들이마신다.

2 양손으로 발끝을 터치한다
숨을 내쉬면서 오른발을 위로 뻗어 올리는 동시에 양손으로 발끝을 터치한다. 반대쪽도 같은 방법으로 실시한다.

손이 발끝에 닿지 않는다면 최대한 가까이 갖다 댄다.

등 늘이기

등, 아킬레스건, 허벅지 등의 근육을 푸는 데 효과적이다.

좌우 1회

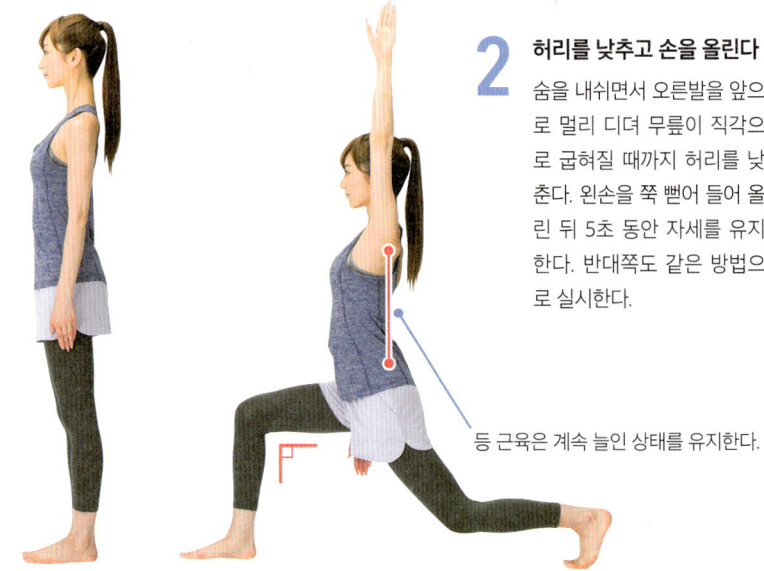

1 바르게 서서 숨을 깊이 들이마신다
양발을 붙이고 바르게 서서 숨을 깊이 들이마신다.

2 허리를 낮추고 손을 올린다
숨을 내쉬면서 오른발을 앞으로 멀리 디뎌 무릎이 직각으로 굽혀질 때까지 허리를 낮춘다. 왼손을 쭉 뻗어 들어 올린 뒤 5초 동안 자세를 유지한다. 반대쪽도 같은 방법으로 실시한다.

등 근육은 계속 늘인 상태를 유지한다.

상체 비틀기

어깨, 목, 허벅지 안쪽의 근육을 풀어준다.

좌우 5회

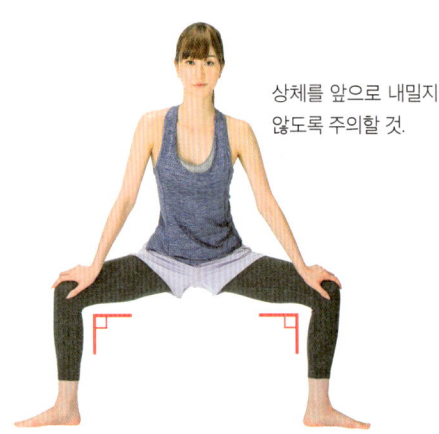

상체를 앞으로 내밀지 않도록 주의할 것.

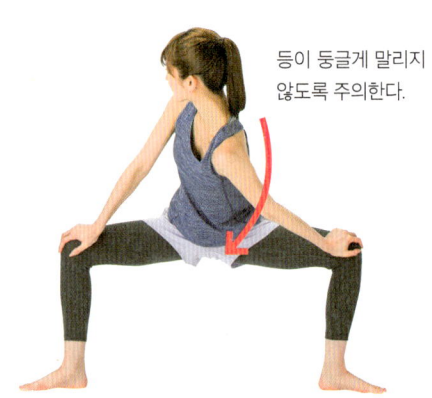

등이 둥글게 말리지 않도록 주의한다.

1 다리를 벌리고 허리를 낮춘다
다리를 양옆으로 최대한 벌린 뒤 무릎이 직각이 될 때까지 허리를 낮춘다. 양손으로 양 무릎을 잡은 뒤 숨을 깊이 들이마신다.

2 상체를 좌우로 비튼다
왼쪽 어깨를 앞으로 내밀어 허리부터 상체를 비튼다. 가능한 만큼 비튼 상태에서 5초 동안 자세를 유지한 후 반대쪽도 같은 방법으로 실시한다.

1주차

5초 복근 트레이닝으로 복부 지방 태우기

1주 차에서는 복부 지방을 연소시키기 위한 4가지 트레이닝을 소개한다. 복횡근, 장요근과 같은 속근육을 단련하는 동작이다. 2주 차 트레이닝을 효과적으로 실시하는 데 필요한 근육도 단련할 수 있다.

1 주차

물이 쏟아지지 않도록 발을 움직이듯
장요근으로 발을 지지해
튀어나온 아랫배 없애기

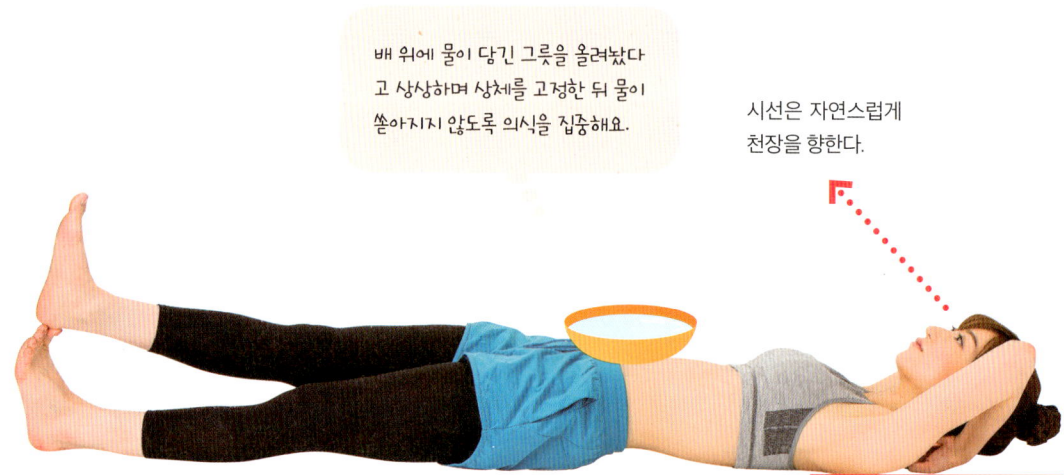

배 위에 물이 담긴 그릇을 올려놨다고 상상하며 상체를 고정한 뒤 물이 쏟아지지 않도록 의식을 집중해요.

시선은 자연스럽게 천장을 향한다.

1 **양손으로 머리를 받친 상태에서 발을 세로로 겹쳐 올린다**
등을 대고 바르게 누운 상태에서 주먹 쥔 양손을 목 뒤로 보내 새끼손가락이 목에 닿도록 주먹을 붙인 뒤 머리를 살짝 띄운다. 왼발 끝에 오른발 뒤꿈치를 올린다.

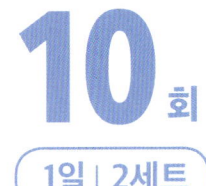

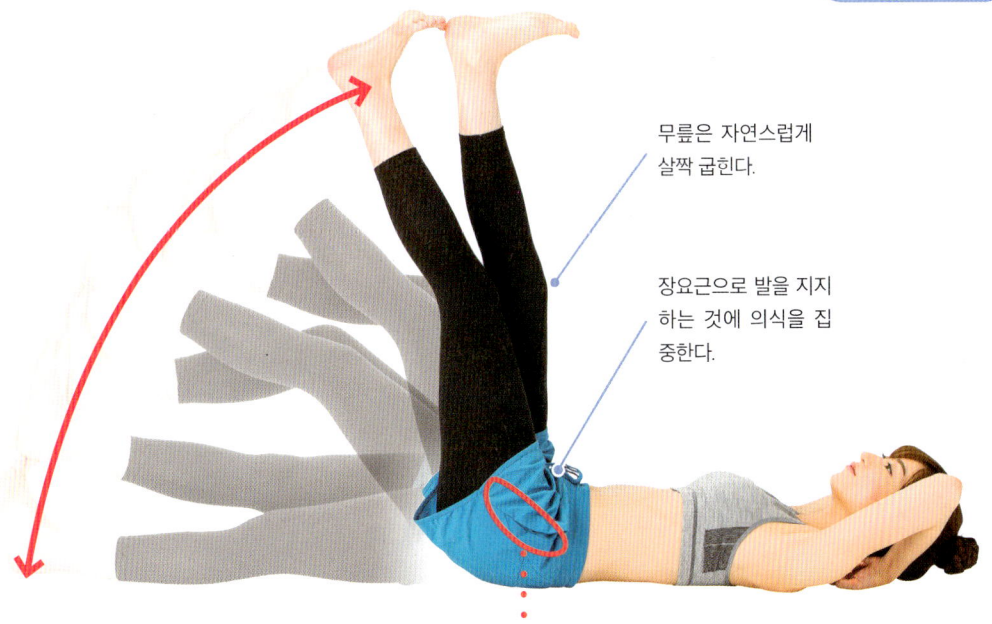

무릎은 자연스럽게 살짝 굽힌다.

장요근으로 발을 지지하는 것에 의식을 집중한다.

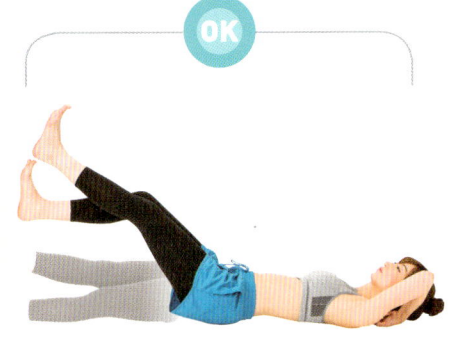

다리가 잘 들어 올려지지 않는다면 가능한 만큼만 해도 좋다. 조금이라도 장요근으로 발을 지지하기만 하면 효과는 나타난다.

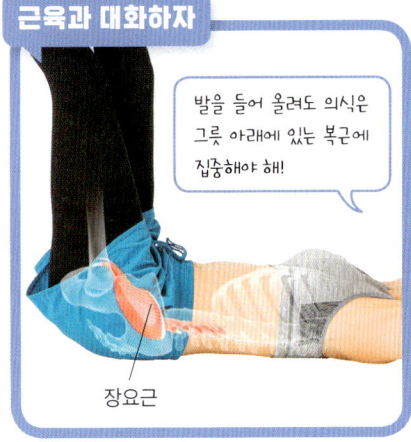

근육과 대화하자

발을 들어 올려도 의식은 그릇 아래에 있는 복근에 집중해야 해!

장요근

2 5초 동안 걸음을 걷듯 두 발을 순서대로 움직인다

숨을 들이마시며 5초 동안 발바닥이 천장을 향할 때까지 걷듯이 두 발을 교대로 겹쳐 올린다. 발바닥이 천장을 향하면 숨을 내쉬면서 두 발을 다시 번갈아가며 아래로 움직여 처음 자세로 돌아온다.

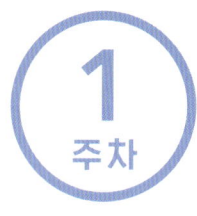

발목에 있는 스위치를 손으로 누르듯
복직근을 조여
아랫배 홀쭉하게 만들기

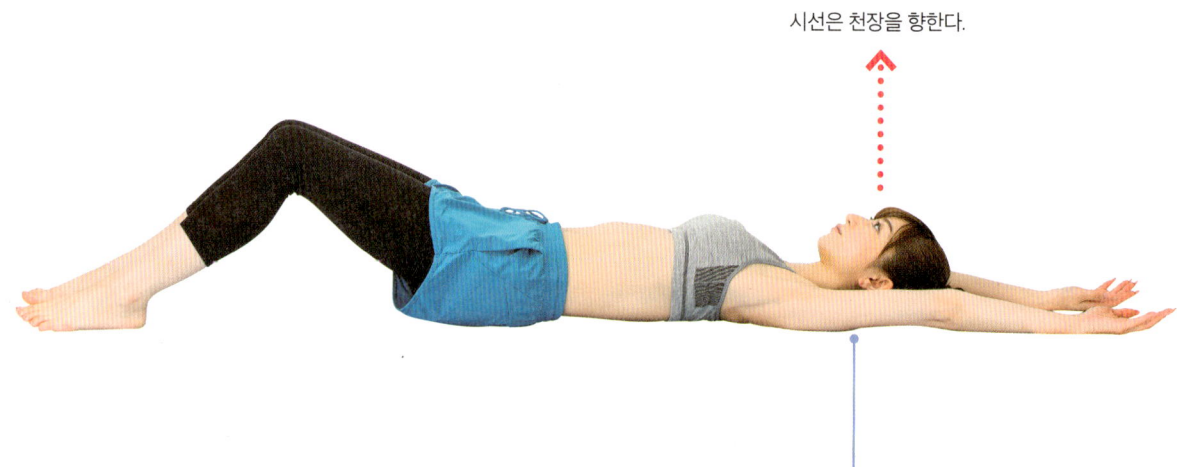

시선은 천장을 향한다.

목이 아프다면 목 아래에 수건을 접어 넣어 각도를 맞춘다.

1 등을 대고 누워 무릎을 세운 뒤 양손을 머리 위로 뻗고 숨을 깊이 들이마신다

등을 대고 바르게 누운 상태에서 두 다리를 모아 무릎을 세운다. 양손을 머리 위로 쭉 뻗고 시선은 천장을 향한 뒤 숨을 깊이 들이마신다.

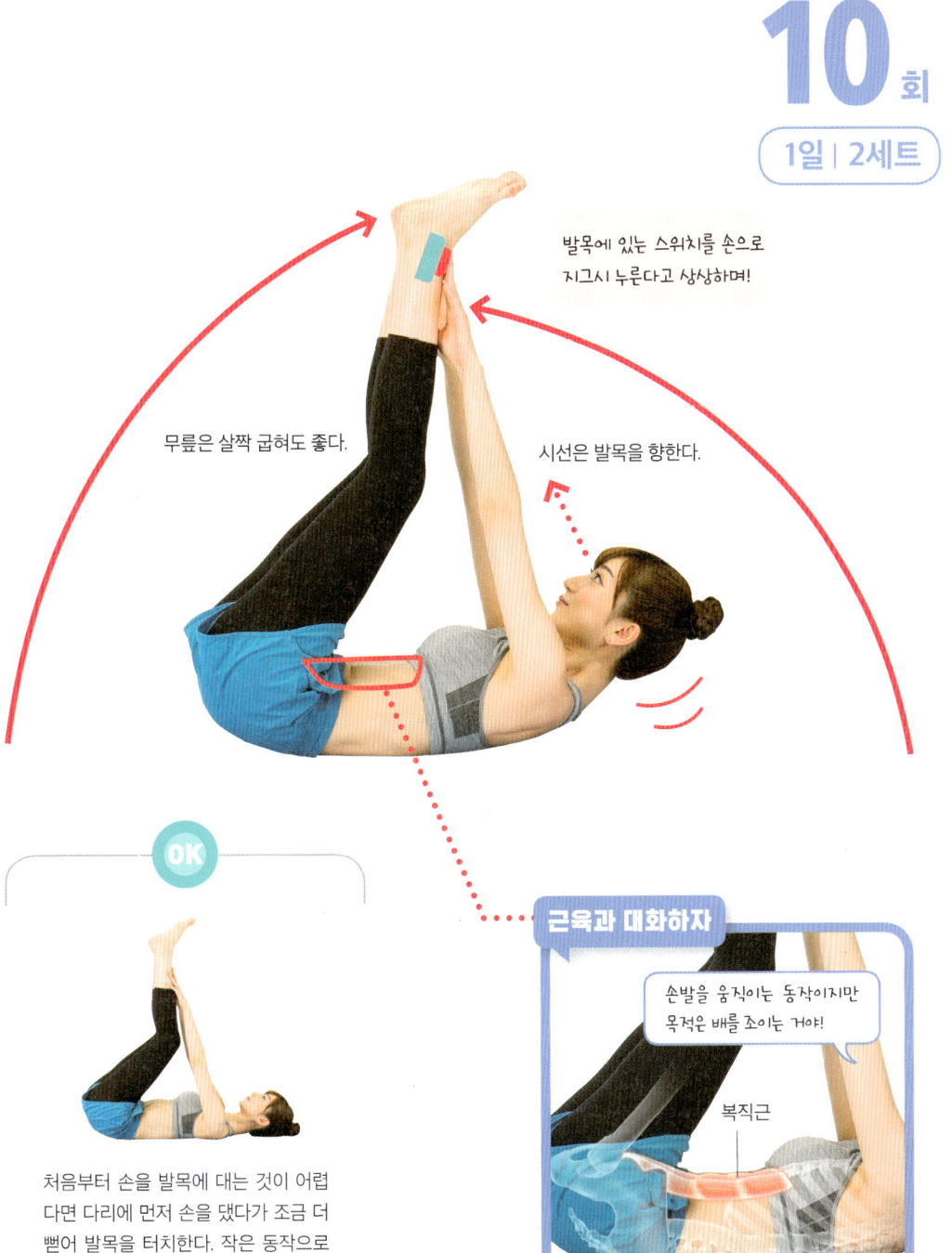

10회
1일 | 2세트

발목에 있는 스위치를 손으로 지그시 누른다고 상상하며!

무릎은 살짝 굽혀도 좋다.

시선은 발목을 향한다.

근육과 대화하자

손발을 움직이는 동작이지만 목적은 배를 조이는 거야!

복직근

OK

처음부터 손을 발목에 대는 것이 어렵다면 다리에 먼저 손을 댔다가 조금 더 뻗어 발목을 터치한다. 작은 동작으로도 복직근을 조일 수 있다.

2   숨을 내쉬면서 손발을 들어 올려 손을 발목에 댄 채 5초 동안 유지한다

숨을 내쉬면서 천천히 손과 발을 위로 들어 올려 양손으로 발목을 터치한다. 배를 조이며 5초 동안 자세를 유지한 후 천천히 숨을 들이마시며 처음 자세로 돌아온다.

1주차

발로 낚싯대를 들어 올려 균형을 잡듯

복횡근과 장요근에 압력을 가해
불룩한 뱃살 빼기

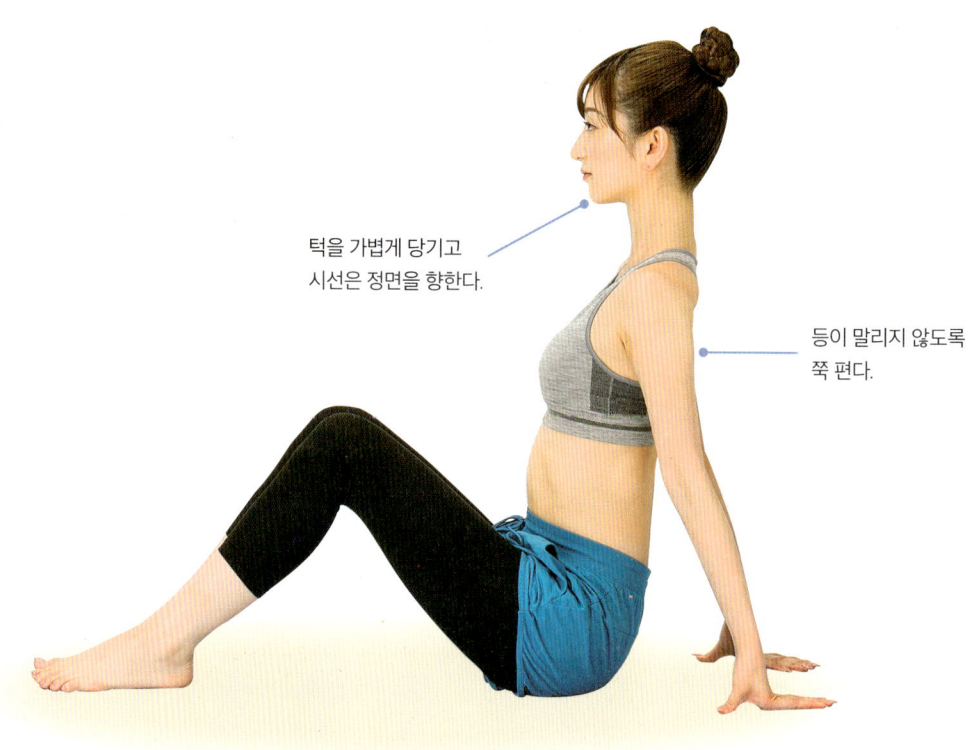

턱을 가볍게 당기고
시선은 정면을 향한다.

등이 말리지 않도록
쭉 편다.

1 **무릎을 세우고 손은 바닥을 짚어 엉덩이에 무게 중심을 싣는다**
앉은 상태에서 두 다리를 모아 무릎을 세우고 양손은 뒤쪽 바닥을 짚어 몸의 중심을 엉덩이에 싣는다. 자세가 잡히면 숨을 깊이 들이마신다.

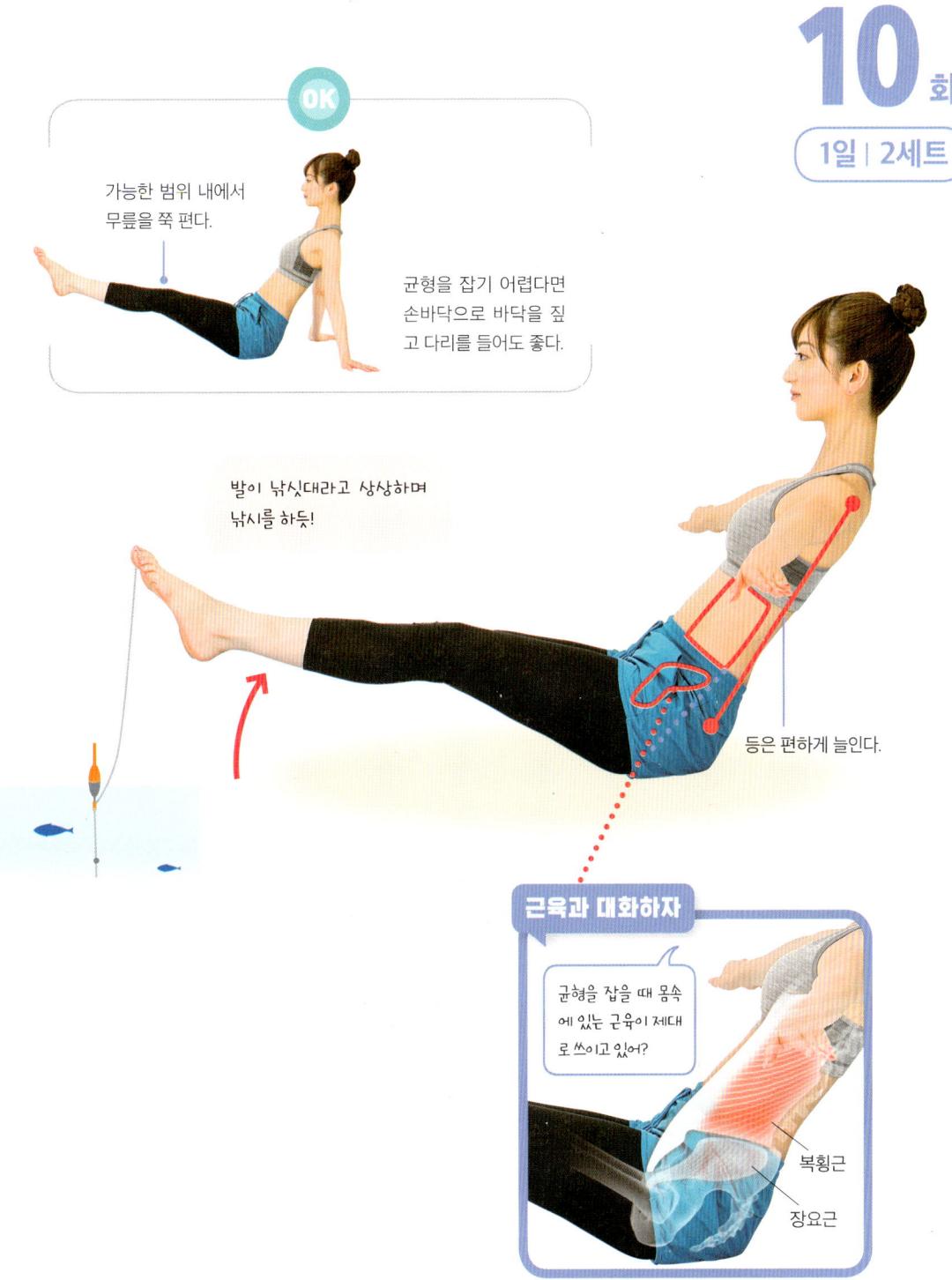

2 손과 발을 바닥에서 떼고 균형을 잡은 다음 5초 동안 유지한다

다리를 위로 들어 올리면서 무릎을 쭉 펴 엉덩이만 바닥에 닿아 있는 상태를 만든 뒤 양팔을 벌려 몸의 균형을 잡는다. 숨을 내쉬면서 5초 동안 자세를 유지한 후 숨을 들이마시면서 처음 자세로 돌아온다.

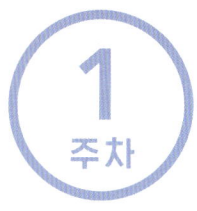

1주차

절벽 사이를 잇는 아치형 다리를 만들듯
복횡근에 부하를 걸어
지방 연소시키기

1 양팔과 발끝으로 몸을 지지해 아치를 만든다

엎드려뻗쳐 자세에서 양쪽 팔꿈치를 굽혀 바닥에 대고 발끝을 세워 양쪽 팔과 발끝으로 몸을 받친다. 양손은 주먹을 쥐어 이마를 대고, 배에 힘을 주며 엉덩이를 들어 올린다. 복횡근의 떨림이 느껴지는 각도에서 숨을 깊이 들이마신다.

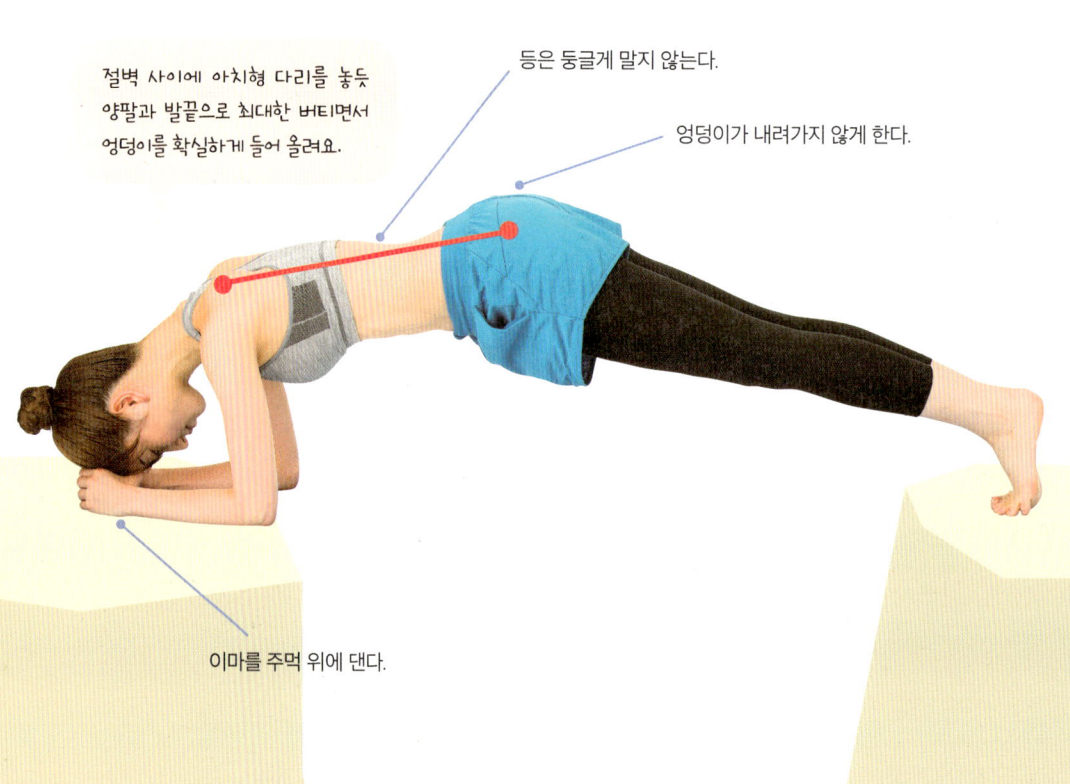

절벽 사이에 아치형 다리를 놓듯 양팔과 발끝으로 최대한 버티면서 엉덩이를 확실하게 들어 올려요.

등은 둥글게 말지 않는다.

엉덩이가 내려가지 않게 한다.

이마를 주먹 위에 댄다.

10회
1일 | 2세트

2 5초 동안 천천히 허리와 엉덩이를 내린다

숨을 내쉬면서 5초 동안 천천히 허리와 엉덩이를 내린다. 무릎이 바닥에 닿을 듯 말 듯한 위치에서 멈춘 후 숨을 들이마시면서 처음 자세로 돌아온다.

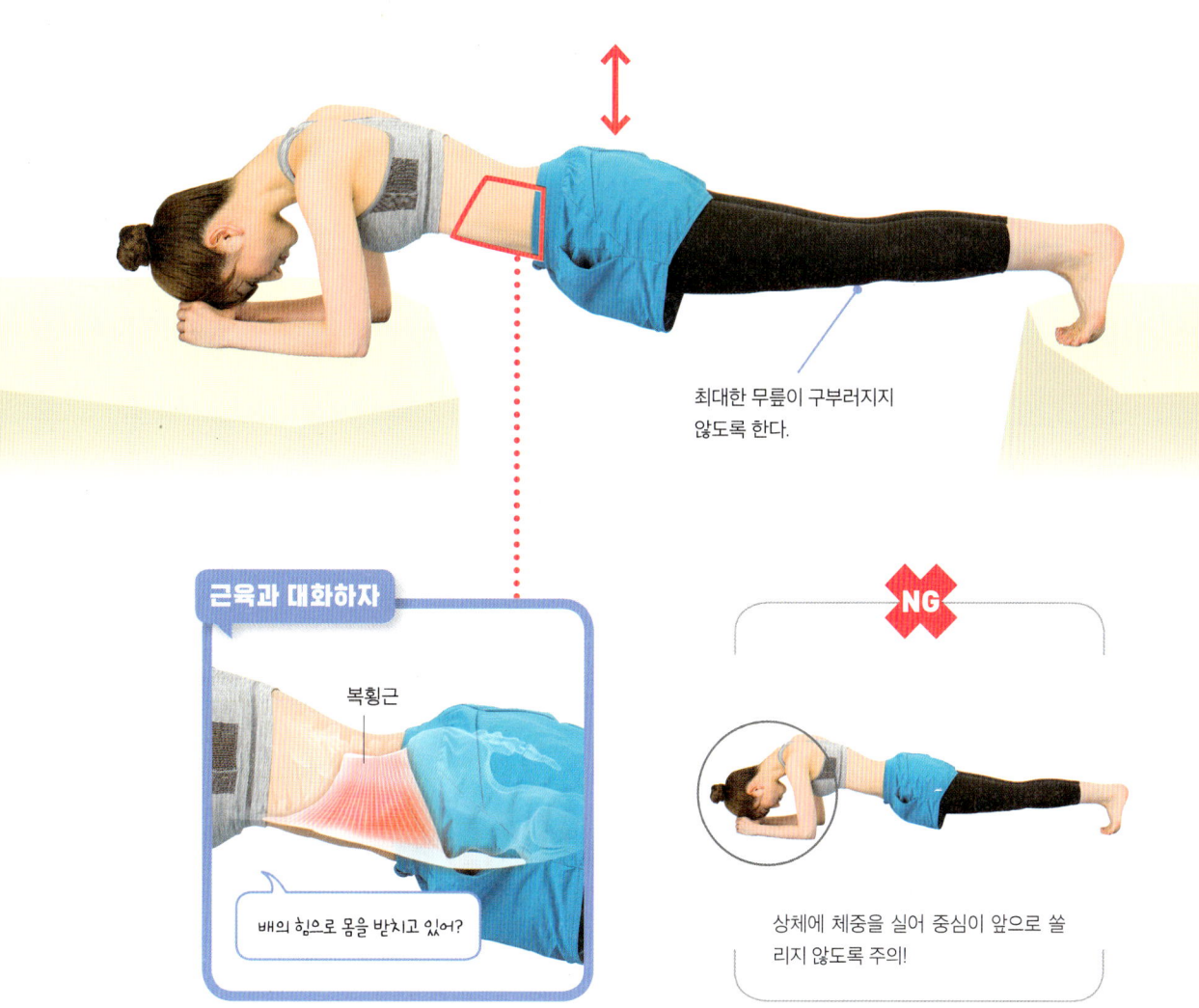

최대한 무릎이 구부러지지 않도록 한다.

근육과 대화하자

복횡근

배의 힘으로 몸을 받치고 있어?

NG

상체에 체중을 실어 중심이 앞으로 쏠리지 않도록 주의!

1주차 복습

5초 복근 트레이닝으로
복부 지방 태우기

호리카와 씨

'튀어나온 아랫배 없애기(p56)' 동작은 쉽게 따라 할 수 있어서 그런지 부하가 잘 안 걸리는 것 같아요.

무릎을 너무 많이 구부리면 안 돼요!

자세를 보니 무릎을 많이 구부리네요. 다리를 움직일 때 반드시 무릎을 곧게 펴야 하는 것은 아니지만, 그렇다고 너무 많이 구부리면 다리의 무게가 잘 실리지 않아 장요근에 부하를 주기 어려워집니다. 그러면 트레이닝 효과는 물론 동작을 하는 의미도 없어지죠. 힘들면 도중에 쉬어도 괜찮으니 올바른 자세로 동작을 따라 하는 게 중요해요. 무릎에 부담이 느껴진다면 차라리 횟수를 줄이는 것이 좋습니다.

1주 차 트레이닝을 마치면 복부 지방이 확실히 연소될까?
실제로 트레이닝을 체험한 이들의 후기와 궁금증을 알아보고, 트레이너의 명쾌한 해답을 듣는다.

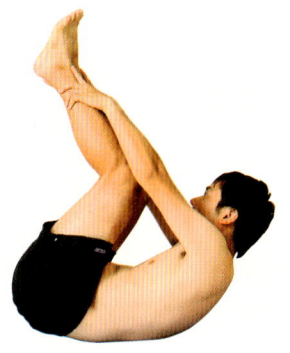

치아키 씨

'아랫배 홀쭉하게 만들기(p58)'에서 발목을 터치하는 것보다 발목을 잡고 있는 게 더 편해요.

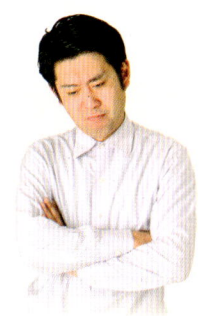

에구치 씨

발목을 터치할 수는 있어도 자세를 유지하기는 힘들어요.

터치한 상태를 유지해야 배에 힘이 들어갑니다

이 동작은 배를 조이는 트레이닝입니다. 손으로 발목을 터치한 상태로 5초 동안 버텨야 하는데, 터치하는 대신 발목을 잡으면 팔의 힘으로 자세를 유지하게 되죠. 그러면 배가 조여지지 않아 효과가 줄어들어요. 그래서 발목을 잡는 것은 추천하지 않습니다. 계속해서 터치하려고 할 때 배가 조여진다는 것이 이 동작의 포인트죠. 5초 동안 버티기 힘들더라도 터치한 상태에서 할 수 있는 만큼 끝까지 자세를 유지하는 것이 좋습니다.

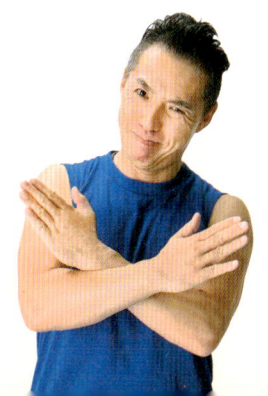

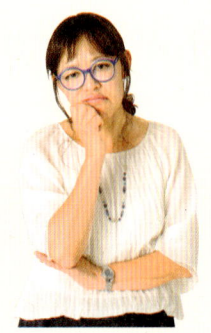

요시다 씨

'불룩한 뱃살 빼기(p60)' 동작에서 무릎을 쭉 뻗는 자세가 힘들어서 잘 안 돼요.

에구치 씨

균형이 잘 잡히지 않아 몸이 휘청거려요.

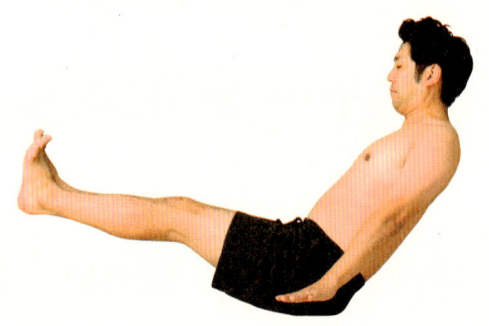

사진과 똑같은 자세를 하려고 애쓰기보다는 복부를 의식하는 게 더 중요해요

사람마다 근육량과 운동 능력이 다르기 때문에 소개하는 자세를 똑같이 따라 하는 것은 어려울 수 있어요. 균형이 잘 안 잡힌다는 것은 복횡근의 힘이 부족하다는 증거입니다. 우선 바닥에 손을 대고 균형을 잡는 자세부터 시작해봅시다. 무릎을 뻗기 힘들다면 살짝 구부려도 좋아요. 중요한 건 발을 들어 올려야 배에 부하가 걸린다는 사실입니다.

호리카와 씨

'지방 연소시키기(p62)' 동작은 힘들어서 무릎을 바닥에 대고 가만히 있기만 했어요. 그래도 땀은 나던데, 이렇게 해도 효과가 있을까요?

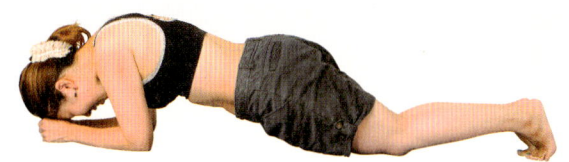

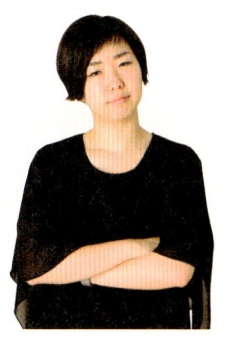

사쿠마 씨

자세를 잡는 것만으로도 힘든데 허리까지 내리려니 너무 어려워요.

상체에 중심을 싣지 않기만 하면 됩니다

아치 동작은 배에 부하를 주는 트레이닝이라 힘들더라도 꾹 참고 해야 효과가 올라갑니다. 그래도 참기 어렵다면 무릎을 바닥에 대고 자세를 유지해보세요. 근육에 걸리는 부하가 줄어들더라도 효과는 있습니다. 단, 이때 중심이 상체로 가지 않도록 배에 의식을 집중하는 것이 무엇보다 중요합니다.

1주 차
트레이닝 포인트

기본 동작을 바르게 익히고 트레이닝하는 것이야말로 효과를 극대화하는 지름길.
1주 차 핵심 정리를 읽고 트레이닝을 더 효율적으로 해보자.

✓ 트레이닝하기 전에 스트레칭을 했는가

➡ 근육에 자극을 주기 전에 스트레칭으로 근육을 풀어주면 근육이 다칠 위험을 줄일 수 있다. 5초 복근 트레이닝은 격렬한 운동이 아니므로 스트레칭을 하지 않더라도 다칠 염려는 적지만, 먼저 스트레칭을 하면 트레이닝 효과가 높아진다.

✓ 확실하게 부하가 느껴지는가

➡ 근육에 부하가 제대로 걸린 것 같지 않다고 느껴진다면 방법을 점검해볼 필요가 있다. 머릿속에서 동작을 이미지화하고, '근육과 대화하자'로 단련하고 있는 근육이 어디에 있는지 확실하게 의식하자. 만일 자신의 신체 능력이 뛰어나 트레이닝이 수월하게 느껴진다면 횟수나 세트 수를 늘리는 것도 좋은 방법이다.

✓ 천천히 5초 카운트하고 있는가

➡ 동작을 정확히 따라 하는 데 집중하다 보면 호흡이나 5초 카운트하는 것에 소홀해지기 쉽다. 몸을 움직이지 않는 상태에서 호흡과 5초 카운트하기를 연습해보자. 금세 익숙해질 것이다. 너무 빨리 카운트하는 사람은 시계의 초침을 보면서 확인하는 등 자신만의 방법을 찾아보자.

✓ 매일 거르지 않고 조금씩 꾸준히 트레이닝하고 있는가

➡ 2주라는 짧은 기간 동안 실시하는 프로그램이므로 하루라도 거르면 그만큼 효과가 줄어든다. 적어도 하루에 한 가지씩, 전날 하지 못한 트레이닝은 다음날 보충하는 식으로 되도록 정해진 1주 차 트레이닝의 횟수를 채우도록 하자.

2주차

5초 복근 트레이닝으로
복부 탄탄하게 만들기

1주 차 트레이닝을 마쳤다면 이제 배에 탄탄한 근육을 만드는 2주 차 트레이닝을 시작해보자. 복부 근육을 만드는 데 효과적인 복사근, 복직근을 집중적으로 단련할 수 있는 4가지 트레이닝을 소개한다.

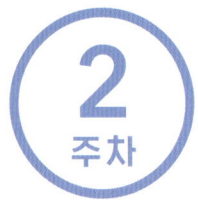

두 무릎으로 크게 무지개를 그리듯
복사근을 늘여 옆구리 자극하기

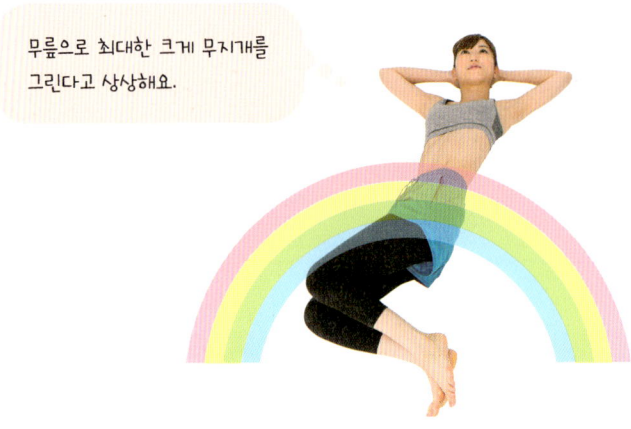

무릎으로 최대한 크게 무지개를 그린다고 상상해요.

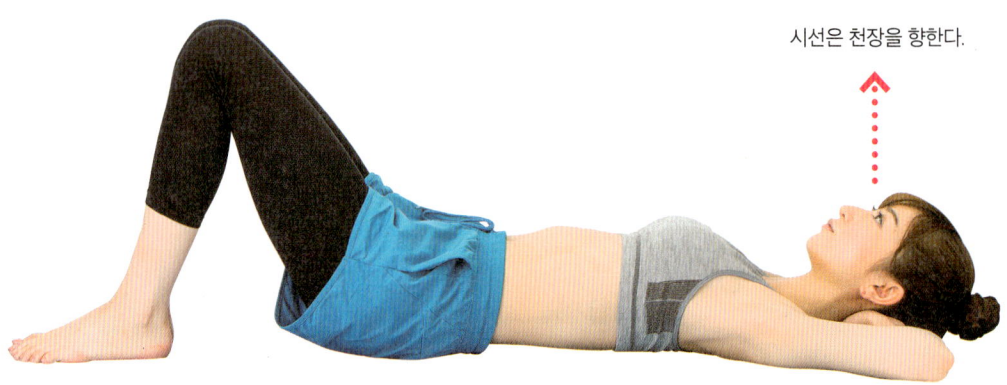

시선은 천장을 향한다.

1

무릎을 세우고 깍지 낀 양손으로 목 뒤를 받친다
등을 대고 바르게 누운 상태에서 두 손으로 깍지를 낀 뒤 목 뒤를 받친다.
두 다리를 모아 무릎을 세운 뒤 숨을 깊이 들이마신다.

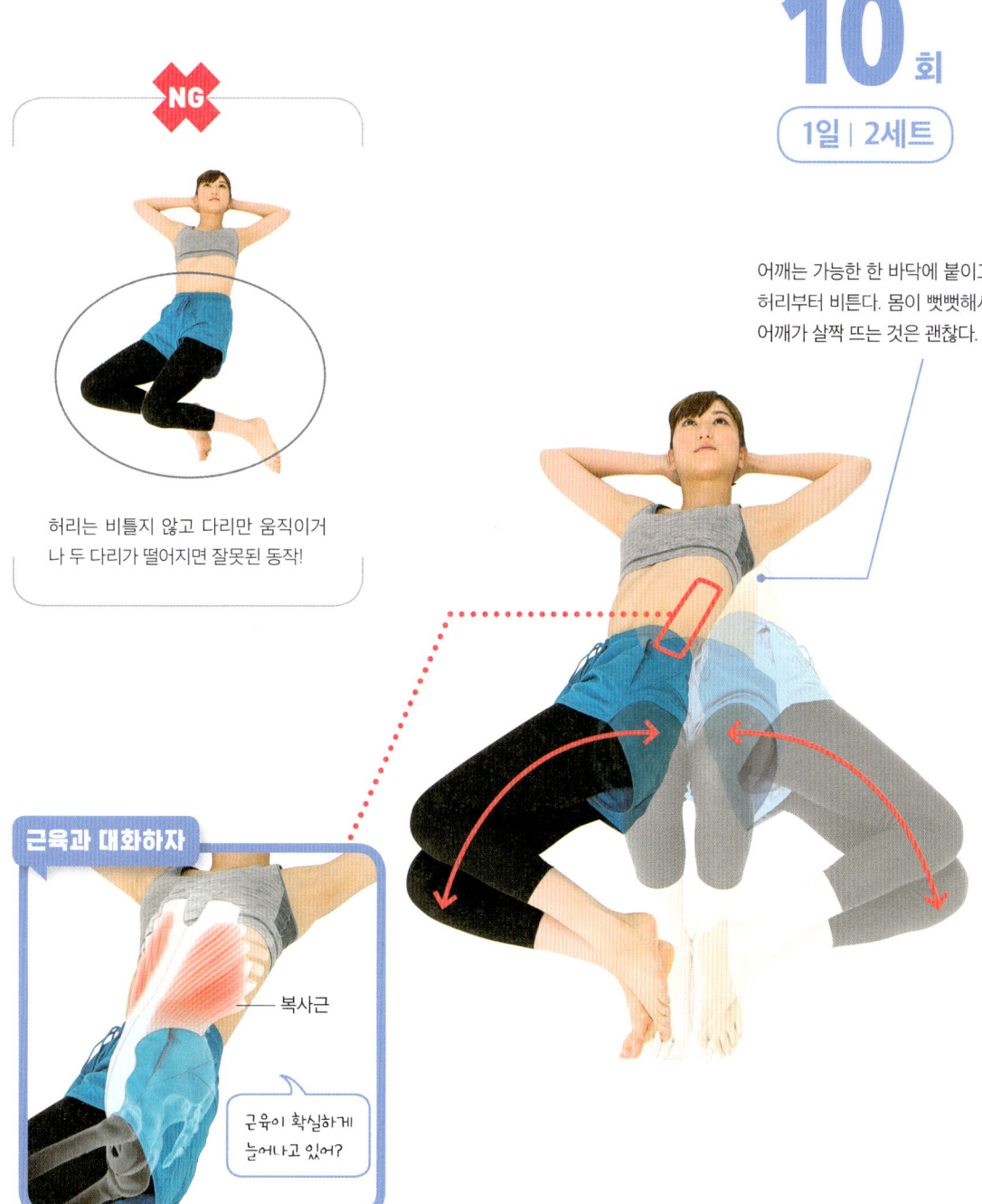

10회

1일 | 2세트

어깨는 가능한 한 바닥에 붙이고 허리부터 비튼다. 몸이 뻣뻣해서 어깨가 살짝 뜨는 것은 괜찮다.

NG

허리는 비틀지 않고 다리만 움직이거나 두 다리가 떨어지면 잘못된 동작!

근육과 대화하자

복사근

근육이 확실하게 늘어나고 있어?

2 무릎을 붙인 상태로 5초 동안 두 다리를 오른쪽으로 넘긴다

천천히 숨을 내쉬면서 무릎을 붙인 상태로 5초 동안 두 다리를 오른쪽으로 넘긴다. 오른쪽 무릎이 바닥에 닿을 때까지 넘긴 다음 천천히 숨을 들이마시면서 원위치로 돌아온다. 반대쪽도 같은 방법으로 실시한다. 좌우 왕복이 1회다.

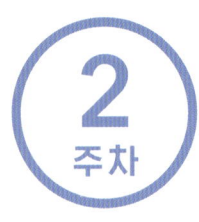

무거운 이불을 발로 들어 올리듯
복사근을 압박해
처진 옆구리살 없애기

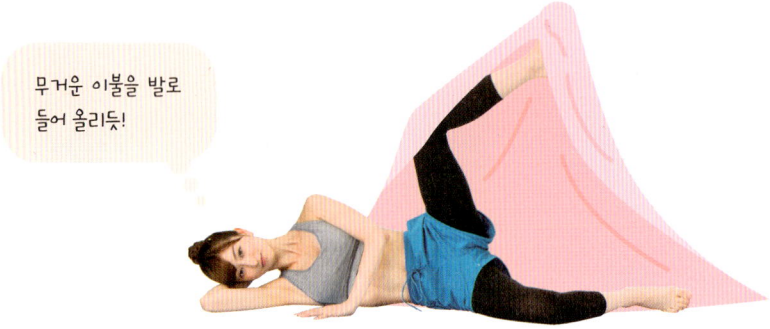

무거운 이불을 발로 들어 올리듯!

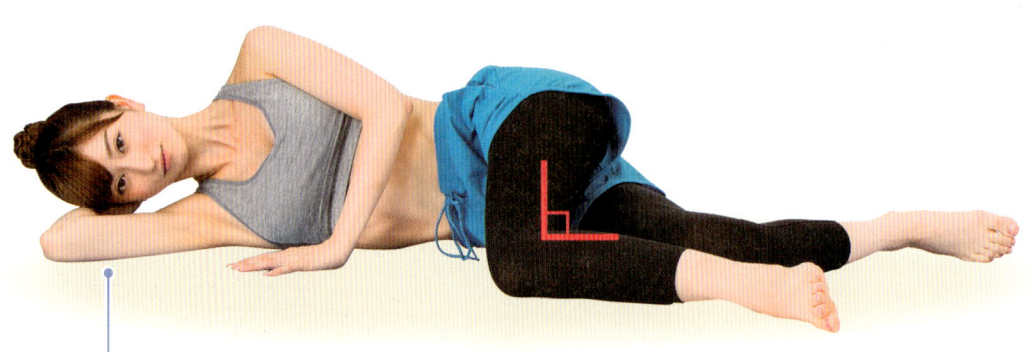

오른팔로 머리를 받쳐 자세를 안정시킨다.

1 **오른쪽 무릎을 가볍게 구부리고 왼쪽 무릎은 직각이 되도록 굽힌다**

오른팔로 머리를 받치고 옆으로 누운 뒤 왼손은 몸 앞의 바닥을 짚는다. 오른쪽 무릎을 가볍게 구부리고, 왼쪽 무릎은 배꼽 근처까지 올려 직각으로 굽힌다. 자세가 갖춰지면 숨을 내쉰다.

2 **5초 동안 왼쪽 다리를 그대로 위로 들어 올린다**

숨을 들이마시면서 무릎을 구부린 상태 그대로 왼쪽 다리를 5초 동안 들어 올린다. 옆구리가 확실하게 조여지는 느낌에 의식을 집중한다. 끝까지 들어 올린 다음 숨을 내쉬면서 무릎을 구부린 상태로 내려 처음 자세로 돌아온다. 반대쪽도 같은 방법으로 실시한다.

좌우 **10**회 1일 | 2세트

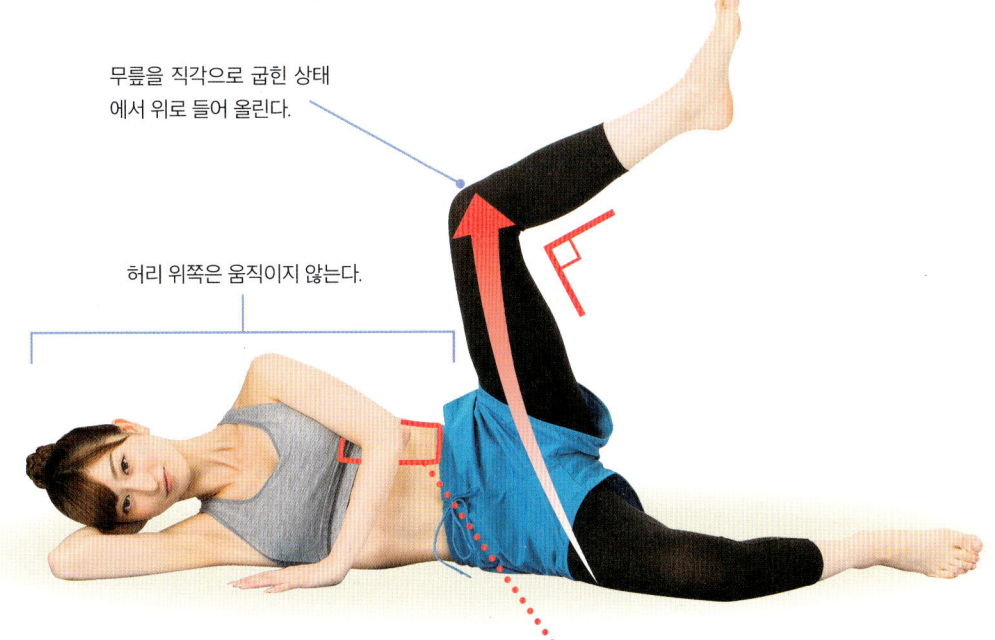

무릎을 직각으로 굽힌 상태에서 위로 들어 올린다.

허리 위쪽은 움직이지 않는다.

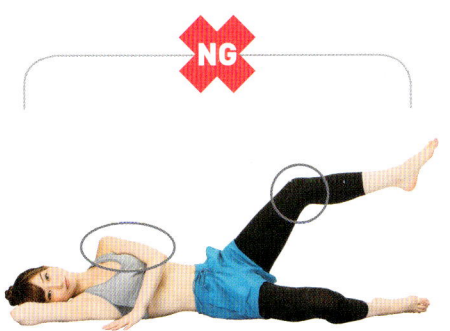

NG 상체를 뒤로 젖히면 아무런 효과가 없다. 무릎이 펴지지 않도록 주의!

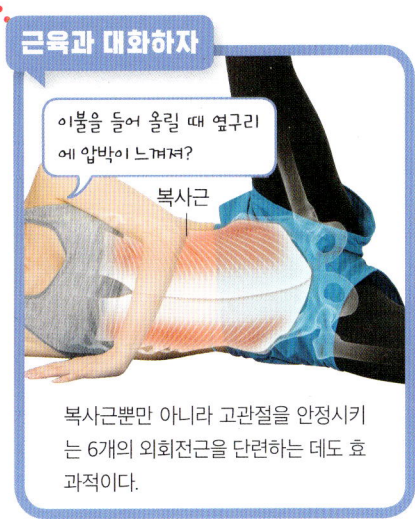

근육과 대화하자

이불을 들어 올릴 때 옆구리에 압박이 느껴져?

복사근

복사근뿐만 아니라 고관절을 안정시키는 6개의 외회전근을 단련하는 데도 효과적이다.

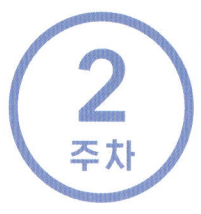
다리로 짐을 들어 올리듯
복사근을 조여 허리 라인 만들기

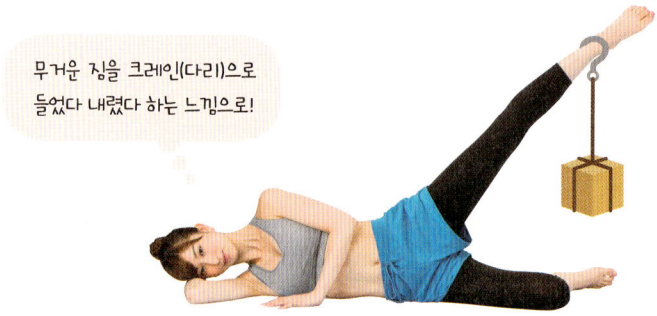

무거운 짐을 크레인(다리)으로 들었다 내렸다 하는 느낌으로!

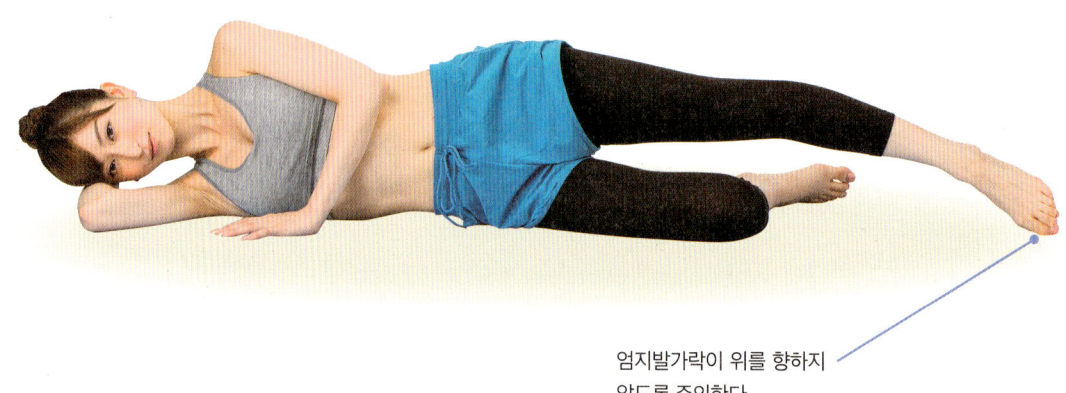

엄지발가락이 위를 향하지 않도록 주의한다.

1 옆으로 누워 왼쪽 다리를 쭉 편 뒤 엄지발가락만 바닥에 댄다

오른팔로 머리를 받치고 옆으로 누운 뒤 왼손은 몸 앞의 바닥을 짚는다. 오른쪽 무릎을 살짝 구부리고, 왼쪽 다리는 쭉 펴 엄지발가락의 측면을 바닥에 댄다. 몸은 계속 옆을 향하도록 한다.

좌우 10회
1일 | 2세트

2 왼발의 각도를 그대로 유지하면서 5초 동안 왼쪽 다리를 위로 들어 올린다

숨을 들이마시면서 왼발의 각도를 그대로 유지하며 5초 동안 왼쪽 다리를 위로 들어 올린다. 복사근이 조여지는 느낌에 의식을 집중하며 끝까지 들어 올린 다음 숨을 내쉬면서 그대로 다리를 내려 처음 자세로 돌아온다. 반대쪽도 같은 방법으로 실시한다.

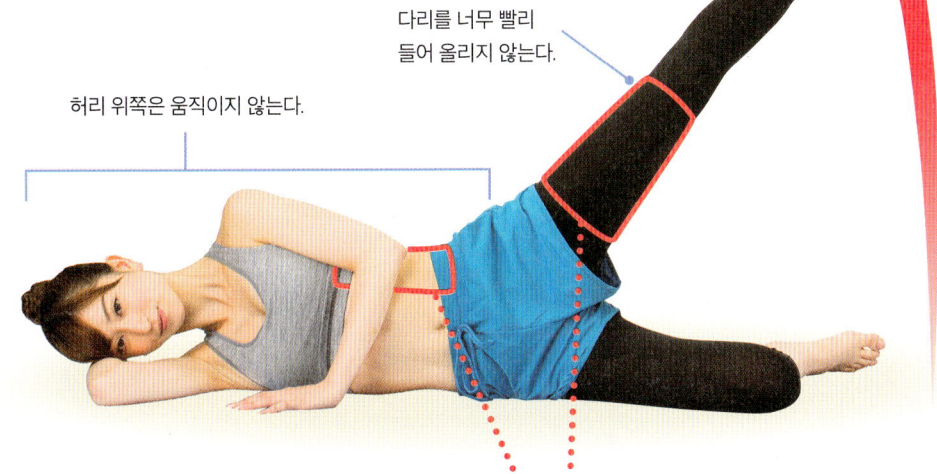

발끝이 위를 향하지 않도록 주의한다.

다리를 너무 빨리 들어 올리지 않는다.

허리 위쪽은 움직이지 않는다.

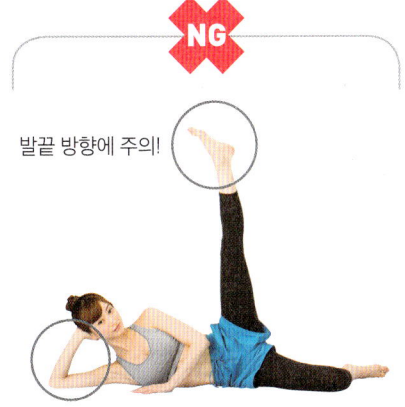

NG

발끝 방향에 주의!

팔꿈치를 바닥에 대고 머리를 받치는 자세는 척추가 틀어질 수 있으므로 주의!

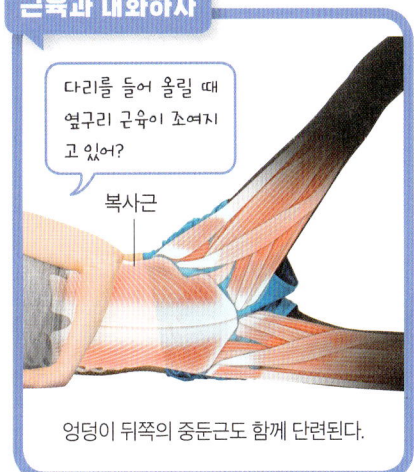

근육과 대화하자

다리를 들어 올릴 때 옆구리 근육이 조여지고 있어?

복사근

엉덩이 뒤쪽의 중둔근도 함께 단련된다.

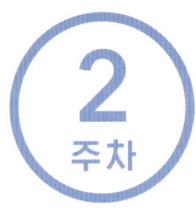

줄다리기에서 줄을 잡아당겨 늘이듯
모든 복근을 늘였다 줄였다 반복해 복부 전체 조이기

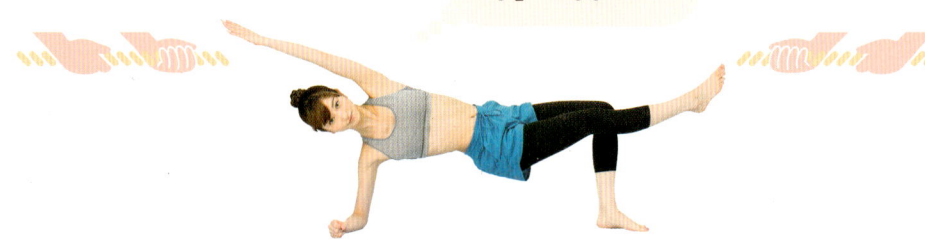

왼쪽 팔과 오른쪽 다리를 양쪽에서 줄다리기하듯 잡아당긴다고 상상해요.

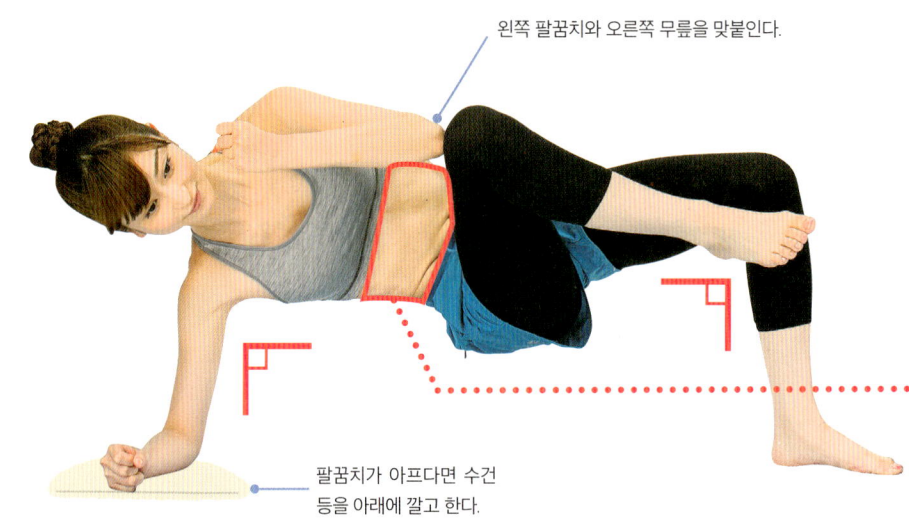

왼쪽 팔꿈치와 오른쪽 무릎을 맞붙인다.

팔꿈치가 아프다면 수건 등을 아래에 깔고 한다.

1 오른쪽 팔과 왼쪽 다리로 몸을 지지하고, 왼쪽 팔꿈치와 오른쪽 무릎을 맞닿게 한다

옆으로 누운 자세에서 오른쪽 팔꿈치를 접어 바닥에 대고, 왼쪽 무릎은 바닥과 직각이 되도록 세운 뒤 엉덩이를 든다. 이때 오른쪽 팔과 상체는 직각이 되어야 한다. 오른쪽 무릎을 굽혀 왼쪽 팔꿈치와 맞닿게 한다.

2 숨을 들이마시면서 왼쪽 팔꿈치와 오른쪽 무릎을 쭉 뻗는다

숨을 들이마시면서 5초 동안 왼쪽 팔꿈치와 오른쪽 무릎을 쭉 뻗는다. 숨을 끝까지 들이마시면 다 뻗은 상태에서 잠시 숨을 멈추고 자세를 유지한다. 다시 배가 조여지도록 천천히 숨을 내쉬면서 왼쪽 팔꿈치와 오른쪽 무릎이 맞닿도록 처음 자세로 돌아온다. 반대쪽도 같은 방법으로 실시한다.

좌우 10회
1일 | 2세트

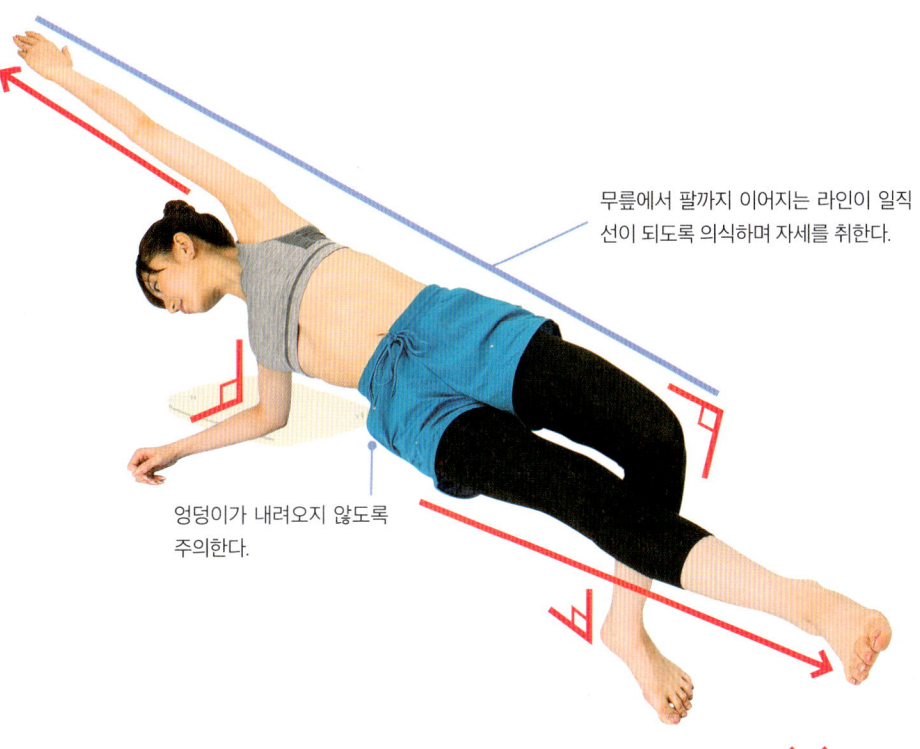

무릎에서 팔까지 이어지는 라인이 일직선이 되도록 의식하며 자세를 취한다.

엉덩이가 내려오지 않도록 주의한다.

근육과 대화하자

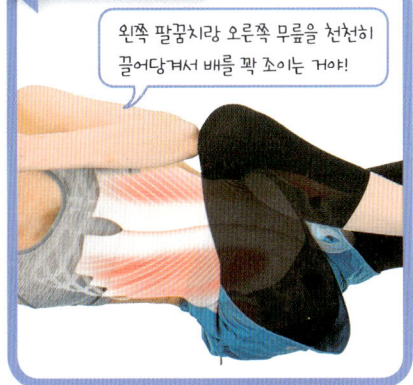

왼쪽 팔꿈치랑 오른쪽 무릎을 천천히 끌어당겨서 배를 꽉 조이는 거야!

NG

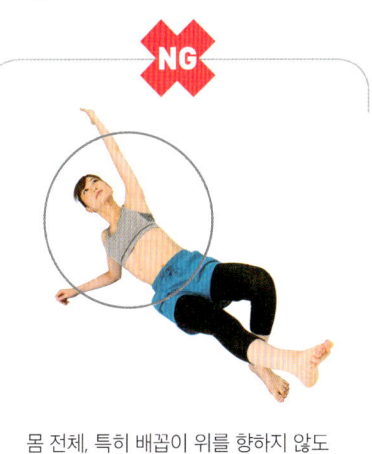

몸 전체, 특히 배꼽이 위를 향하지 않도록 한다. 몸은 항상 옆을 향하도록 의식할 것.

2주차 복습
5초 복근 트레이닝으로
복부 탄탄하게 만들기

에구치 씨

'옆구리 자극하기(p70)' 동작에서 허리 비틀기를 어떻게 하는 건지 잘 모르겠어요.

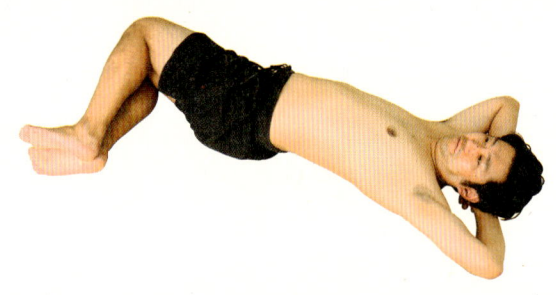

양쪽 어깨를 바닥에 붙인 상태에서 할 수 있는 만큼만 비틀어요

어깨는 되도록 움직이지 않고, 다리를 붙인 상태 그대로 허리부터 크게 비트는 것이 중요합니다. 다리를 옆으로 넘기는 동안 복사근이 늘어나는 감각을 느꼈다면 트레이닝이 효과적으로 진행되고 있는 거예요. 평소 잘 늘었다 줄었다 하지 않는 근육을 꽉 조인 다음 한계점에 이를 때까지 늘이면 근육은 자극을 받습니다. 이때 몸이 뻣뻣한 사람은 어깨가 바닥에서 살짝 들리기도 하는데, 그 정도는 허용 범위에 속합니다. 1회씩 할 때마다 바른 자세로 몸을 크게 움직여서 근육의 수축을 느껴보세요.

2주 차에서는 일상생활에서 잘 사용하지 않는 근육을 단련한다.
근육에 자극이 제대로 전달되었는지 트레이너와 함께 확인해보자.

사쿠마 씨

'처진 옆구리살 없애기(p72)'를 할 때 처음에는 다리가 전혀 올라가지 않았는데 반복하다 보니 쭉 올라가더라고요!

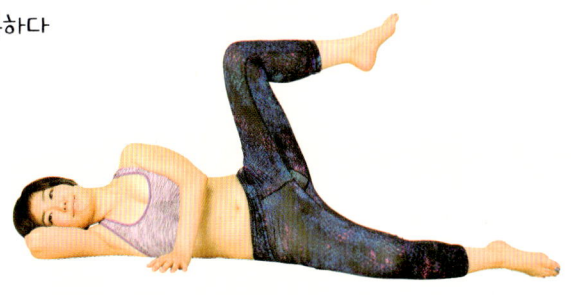

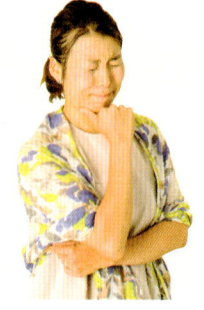

호리카와 씨

다리가 잘 안 올라가길래 무리해서 올렸더니 서혜부 쪽에 통증이 생겼어요.

매일 트레이닝하면 스트레칭 효과도 얻을 수 있어요

유연성이 부족해 처음에는 하기 어려웠던 트레이닝도 반복하다 보면 점점 잘하게 됩니다. 트레이닝에 스트레칭 효과를 이용했기 때문이죠. 몸이 뻣뻣해서 잘 안 되는 트레이닝도 포기하지 말고 계속해보세요. 그러다 보면 유연성도 같이 길러집니다. 이 트레이닝은 다리의 무게를 느끼면서 들어 올리는 것이 포인트예요. 매일 무리하지 않는 범위 내에서 할 수 있는 만큼만 해보세요.

요시다 씨

'허리 라인 만들기(p74)' 동작은 근육에 힘이 들어가는 게 느껴지긴 하는데, 다리를 들어 올릴 때마다 엄지발가락의 각도가 자꾸 달라져요.

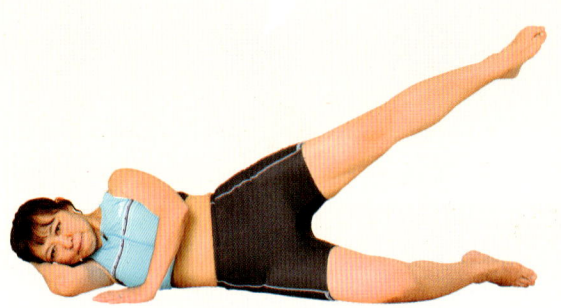

엄지발가락의 각도가 달라지지 않는 높이까지만 다리를 들어 올려요!

발가락의 각도가 달라지면 복사근에 걸리는 부하가 줄어듭니다. 그러면 제대로 복사근을 조일 수가 없어요. 다리를 들어 올릴 때마다 각도가 달라진다면 발가락의 각도가 틀어지지 않는 높이까지만 올리세요. 무리해서 올리면 허리나 발에 통증이 생길 수 있으므로 자신의 신체 능력에 맞추는 게 좋습니다.

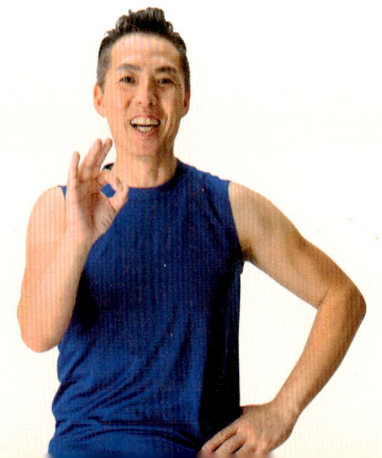

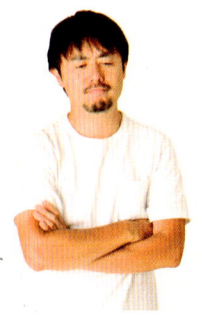

치아키 씨

'복부 전체 조이기(p76)'에서 손과 발을 쭉 뻗을 때 어깨와 등이 당겨요. 이럴 때는 어떻게 해야 하나요?

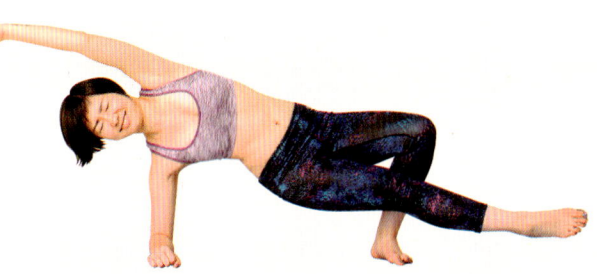

사쿠마 씨

아무리 해도 엉덩이가 계속 내려 가서 올바른 자세가 안 나와요.

무리해서 계속하면 허리를 다칠 수 있어요
근육이 붙을 때까지 우선 다른 트레이닝으로 대체합시다

이 운동은 복부 전체를 자극하는 트레이닝이에요. 하지만 복근의 힘, 특히 복횡근이 약하면 자세를 유지할 때 어깨나 등에 지나치게 많은 힘이 들어가서 낭기거나 자세가 흐트러집니다. 이런 상태로 무리해서 트레이닝을 계속하면 어깨나 허리를 다칠 수 있기 때문에 주의해야 해요. 동작이 잘 안 될 경우 1주 차 트레이닝을 늘려 보세요. 며칠 동안 복횡근을 단련하고 나서 다시 도전 하면 훨씬 더 잘하게 될 거예요.

원래의 몸으로 돌아가지 않기 위한

2주 프로그램 이후

2주 프로그램을 마쳤다. 조금이라도 변화가 있었는가? 만일 아무런 변화도 나타나지 않았다면 복습이나 각 트레이닝의 '근육과 대화하자' 부분을 다시 읽어보길 바란다. 트레이닝을 반복하는 동안 동작에 익숙해져서 가장 중요한 근육에 의식을 집중하지 못했을 가능성도 있다.

이제부터는 2주 동안 얻은 성과와 성공 체험을 앞으로 어떻게 이어나갈 것인지가 중요하다. 2주 동안 부지런히 노력해서 만든 근육은 트레이닝을 하루 쉬었다고 해서 금세 없어지지는 않는다. 하지만 꾸준히 단련하지 않으면 분명 점점 약해진다. 근육은 끊임없이 써야 한다.

일상생활에서는 복근을 쓸 일이 많지 않기 때문에 앞으로도 가능하면 하루에 트레이닝 한 가지씩 1세트라도 꾸준히 하기를 권한다. STEP 3에서 소개할 식생활에도 주의를 기울여보자.

2주 프로그램 결과별
향후 트레이닝 처방전

이대로 최상의 몸매를 유지하고 싶다! 효과 ★★★★★

2주 동안 효과를 충분히 얻었다면 실천 방법이 정확했고 자신에게 잘 맞는 것이다. 근육이 확실하게 붙었기 때문에 트레이닝할 때도 한결 수월해질 것이다. 앞으로는 하루의 세트 수를 늘리거나 2주 프로그램 중에서 하기 어려웠던 동작을 골라 집중적으로 해보자. 살이 잘 찌지 않는 몸을 가질 수 있다.

조금 더 빼고 싶다 효과 ★★★☆☆

근육을 단련하는 5초 복근 트레이닝은 아름다운 몸매를 갖게 하는 것은 물론 근육량을 늘리는 효과도 있다. 지방이 빠지고 근육이 늘기 때문에 체중이나 복부 둘레에는 큰 변화가 없는 것처럼 보이지만, 몸속의 근육은 확실히 증가한다. 기초대사가 높아져 있기 때문에 평소 식사량을 유지하면서 꾸준히 트레이닝한다면 더 큰 효과를 기대할 수 있다.

원하던 몸을 갖고 싶다 효과 ★★★★☆

환경의 변화로 살이 갑자기 찐 사람은 비교적 빠른 효과를 얻었을 것이다. 처음 살이 찔 때 붙는 내장지방은 쉽게 빠지기 때문에 5초 복근 트레이닝을 하면 효과가 잘 나타난다. 자신이 운동 부족이라고 생각한다면 앞으로도 5초 복근 트레이닝을 꾸준히 실천해보자. STEP 2의 부위별 트레이닝으로 목표를 더 높게 잡아도 좋다.

좌절할 것 같다… 효과 ★☆☆☆☆

단련하고 있는 근육에 부하가 확실하게 걸리는지 다시 한번 확인해보자. 동작에 익숙해져 횟수 채우기에만 신경 쓰지는 않았는가. 트레이닝이 제대로 되지 않은 이유는 자세나 균형을 담당하는 속근육이 부족해서일 가능성이 높다. 우선 복횡근을 확실하게 단련해 트레이닝을 정확히 할 수 있는 토대를 만들자.

2주 차
트레이닝 포인트

2주 차 트레이닝에서 주의해야 할 포인트를 정리했다.
앞으로 트레이닝을 계속해 나가는 데 반드시 알아야 할 중요한 부분이다.

✓ '1주 차 정리'를 다시 확인한다

➡ 1주 차에 '확실하게 부하가 느껴져야 한다', '천천히 5초 카운트해야 한다'와 같은 주의사항이 있었다. 2주 차 트레이닝에는 복부가 아닌 다른 부위에 부하를 주거나 좀처럼 따라 하기 어려운 동작도 나오지만, 주의사항은 1주 차 때와 같다. 포인트를 확실히 의식하면서 트레이닝하자.

✓ 하기 어려운 트레이닝이 있다면 1주 차 트레이닝을 늘린다

➡ 2주 차의 고난도 트레이닝을 따라 하기 어렵다면 1주 차 트레이닝으로 대체하자. 2주 차의 동작을 하기 어렵다고 느끼는 것은 트레이닝을 하기 위한 기초 근육이 부족하다는 의미다. 아마 1주 차에서도 어려운 동작이 있었을 것이다. 1주 차 트레이닝을 조금 더 반복해 2주 차 트레이닝을 잘할 수 있는 기반을 만들자.

✓ 몸의 변화를 기록한다

➡ 다이어트할 때 끝까지 동기를 잃지 않는 것이 중요하다는 사실은 모두 알고 있다. 거울을 보며 변화를 실감하는 것도 좋지만, 날마다 체중과 복부 둘레를 재면서 몸의 변화를 기록하는 것이 더 중요하다. 이러한 수치는 트레이닝의 양이나 식사 등이 직접적인 영향을 미친다. 일상생활을 되돌아보기 위해서라도 기록으로 남겨두자.

✓ 트레이닝 효과를 일상생활에서 체감한다

➡ 체중이나 복부 둘레에 큰 변화가 느껴지지 않아도 트레이닝을 제대로 실천하고 있다면 근육량은 증가한다. 쇼핑할 때나 출퇴근할 때 계단을 이용하거나 지하철에서 서서 이동해보자. 피로감이 크게 준 것을 느낄 것이다.

2주 프로그램에서 복부를 탄탄하게 만들었다면 이제 다른 부위도 단련해보자. 팔뚝, 가슴, 엉덩이, 다리 등 복부 이외에 신경 쓰이는 부위와 복부 라인을 더 날렵하게 다듬기 위한 트레이닝이다.

STEP 2

> 신경 쓰이는 부위를 집중 공략!

부위별 트레이닝

처지지 않는 슬림한 팔 만들기 ①

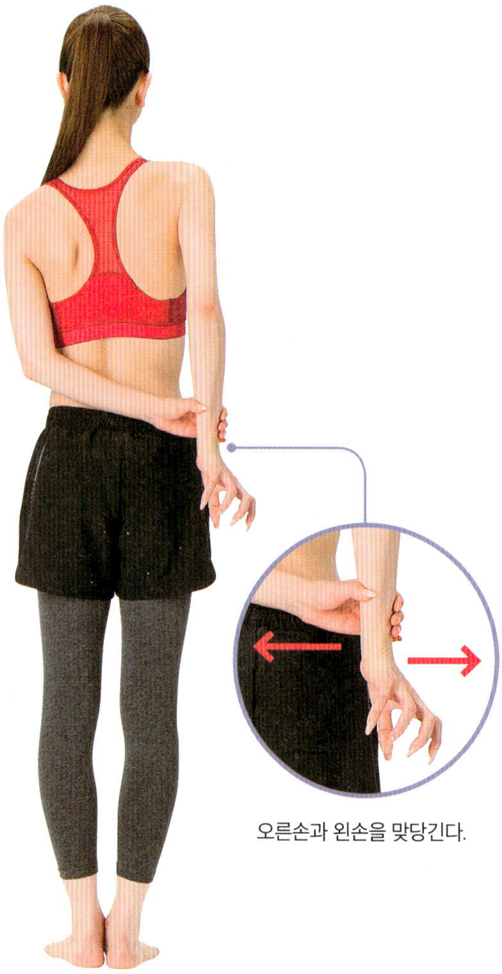

오른쪽 팔꿈치를 늘인다.

오른손과 왼손을 맞당긴다.

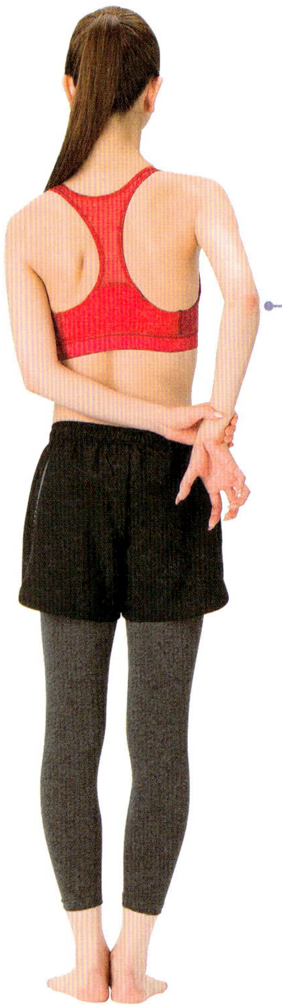

1 **몸 뒤에서 왼손으로 오른쪽 손목을 잡은 뒤 팔꿈치를 늘인다**
양손을 몸 뒤로 보내 왼손으로 오른쪽 손목을 잡는다. 오른쪽 팔꿈치를 늘이면서 오른손은 오른쪽으로, 왼손은 왼쪽으로 맞당기며 숨을 깊이 들이마신다.

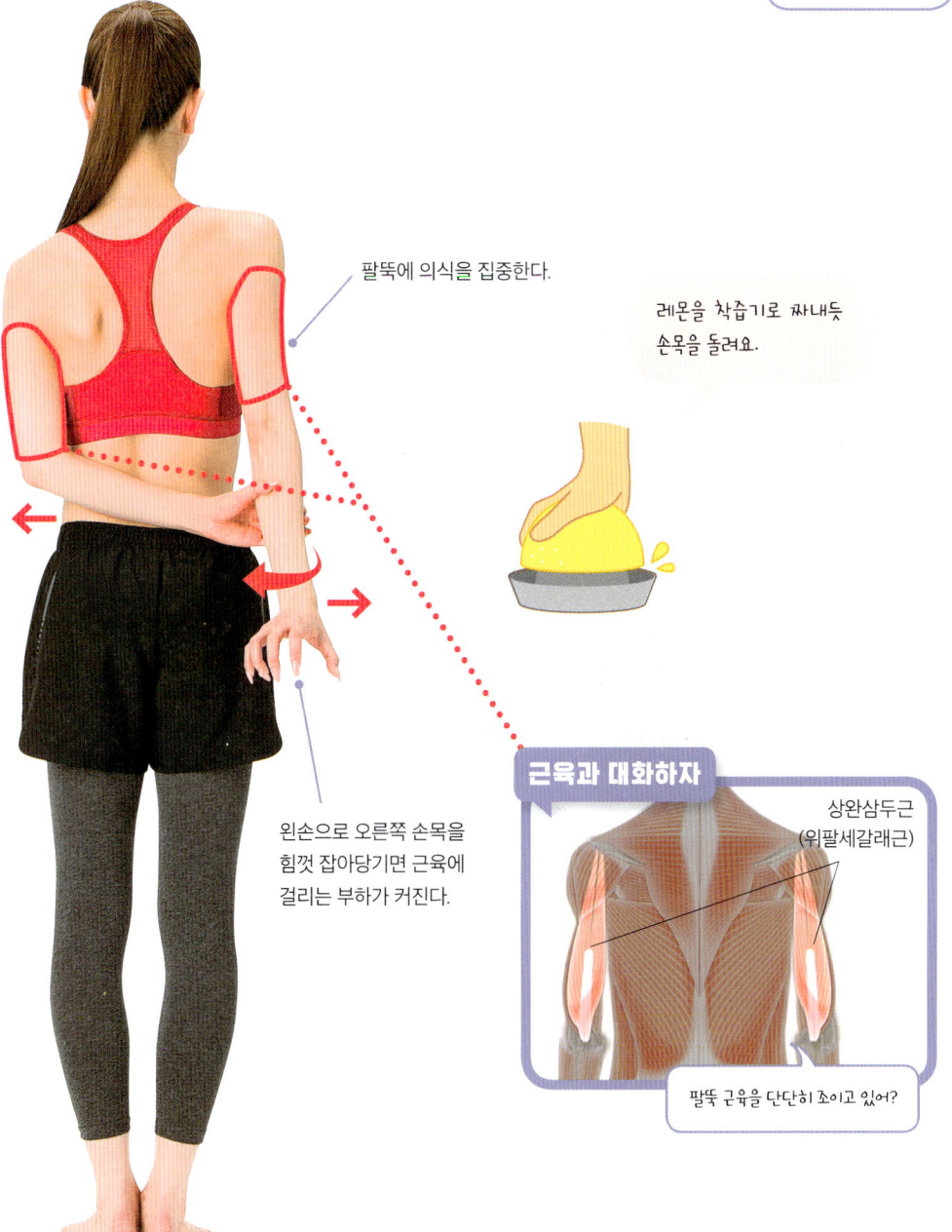

좌우 **10**회
1일 | 3세트

팔뚝에 의식을 집중한다.

레몬을 착즙기로 짜내듯 손목을 돌려요.

왼손으로 오른쪽 손목을 힘껏 잡아당기면 근육에 걸리는 부하가 커진다.

근육과 대화하자

상완삼두근
(위팔세갈래근)

팔뚝 근육을 단단히 조이고 있어?

2 오른쪽 손목을 돌리고 5초 동안 유지한다

오른쪽 손목을 바깥쪽으로 돌린 다음 숨을 내쉬면서 5초 동안 자세를 유지한다. 손목을 원위치로 되돌린다. 반대쪽도 같은 방법으로 실시한다.

팔뚝 트레이닝

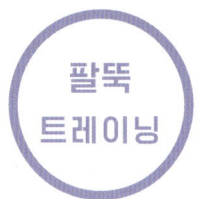

처지지 않는 슬림한 팔 만들기 ②

양쪽 팔꿈치는 머리와 최대한
가깝게 붙인다.

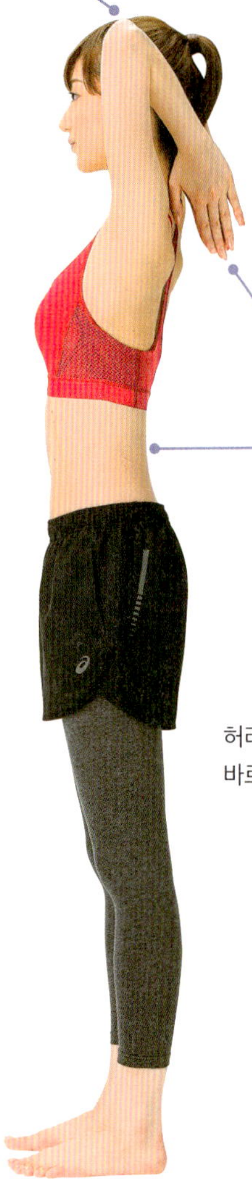

손바닥을 맞댄 후 서로 세게 민다.

허리를 곧게 세우고
바르게 선다.

NG

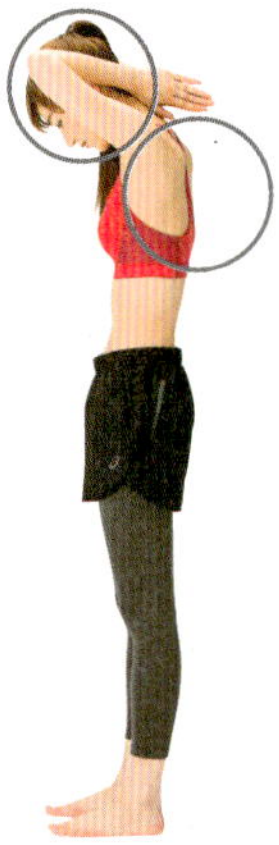

양팔을 올릴 때 등을 구부리거나
고개를 숙이지 않도록 주의!

1

양팔을 위로 올려 팔꿈치를 접은 뒤 머리 뒤에서 손바닥을 맞댄다

양발을 모으고 바르게 선다. 양팔을 위로 올린 다음 팔꿈치를 접어 머리 뒤에서 손바닥을 맞대고 숨을 깊이 들이마신다.

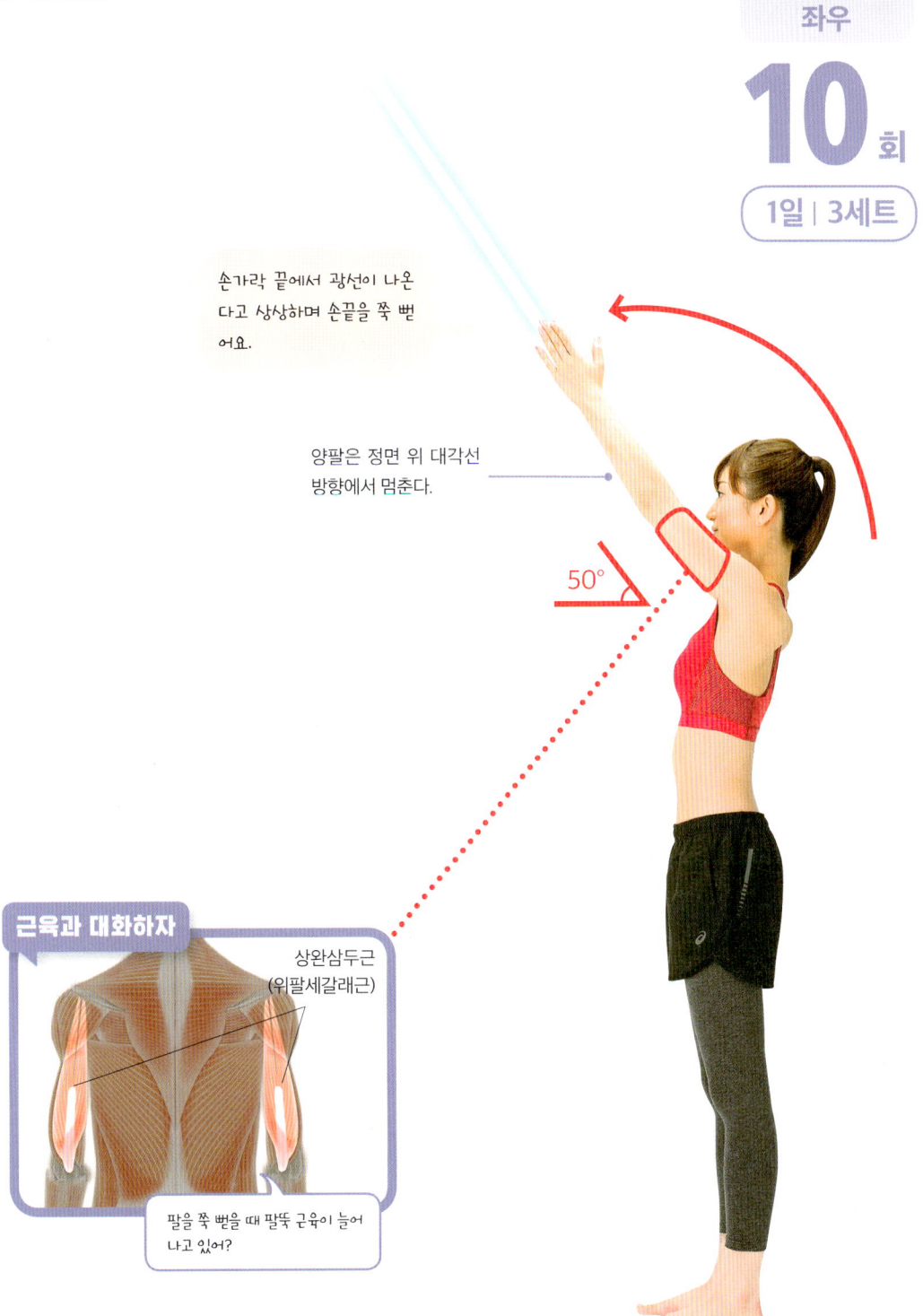

좌우
10회
1일 | 3세트

손가락 끝에서 광선이 나온다고 상상하며 손끝을 쭉 뻗어요.

양팔은 정면 위 대각선 방향에서 멈춘다.

50°

근육과 대화하자

상완삼두근
(위팔세갈래근)

팔을 쭉 뻗을 때 팔뚝 근육이 늘어나고 있어?

2 5초 동안 양팔을 뒤에서 정면 앞으로 쭉 뻗어 내린다

숨을 내쉬면서 5초 동안 양팔을 머리 뒤에서 정면 앞으로 쭉 뻗어 내린다. 이때 양팔은 몸과 50도 각도가 될 때까지 내렸다가 처음 자세로 돌아온다.

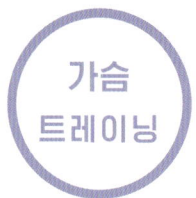

바스트 업 효과로
예쁜 가슴 만들기 ①

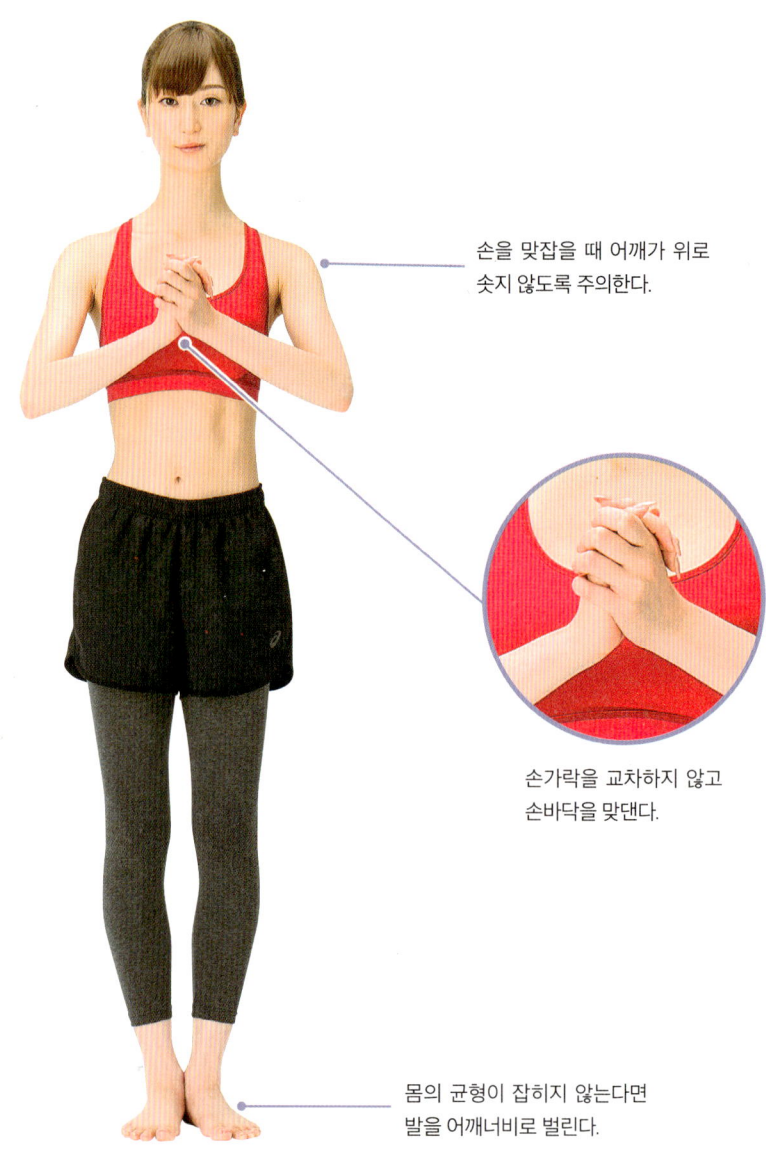

손을 맞잡을 때 어깨가 위로
솟지 않도록 주의한다.

손가락을 교차하지 않고
손바닥을 맞댄다.

몸의 균형이 잡히지 않는다면
발을 어깨너비로 벌린다.

1 가슴 앞에서 양손을 맞잡고 숨을 깊이 들이마신다

양발을 모으고 바르게 선 뒤 허리를 곧게 세운다. 가슴 앞에서 양손을 맞잡고
숨을 깊이 들이마신다.

10회
1일 | 3세트

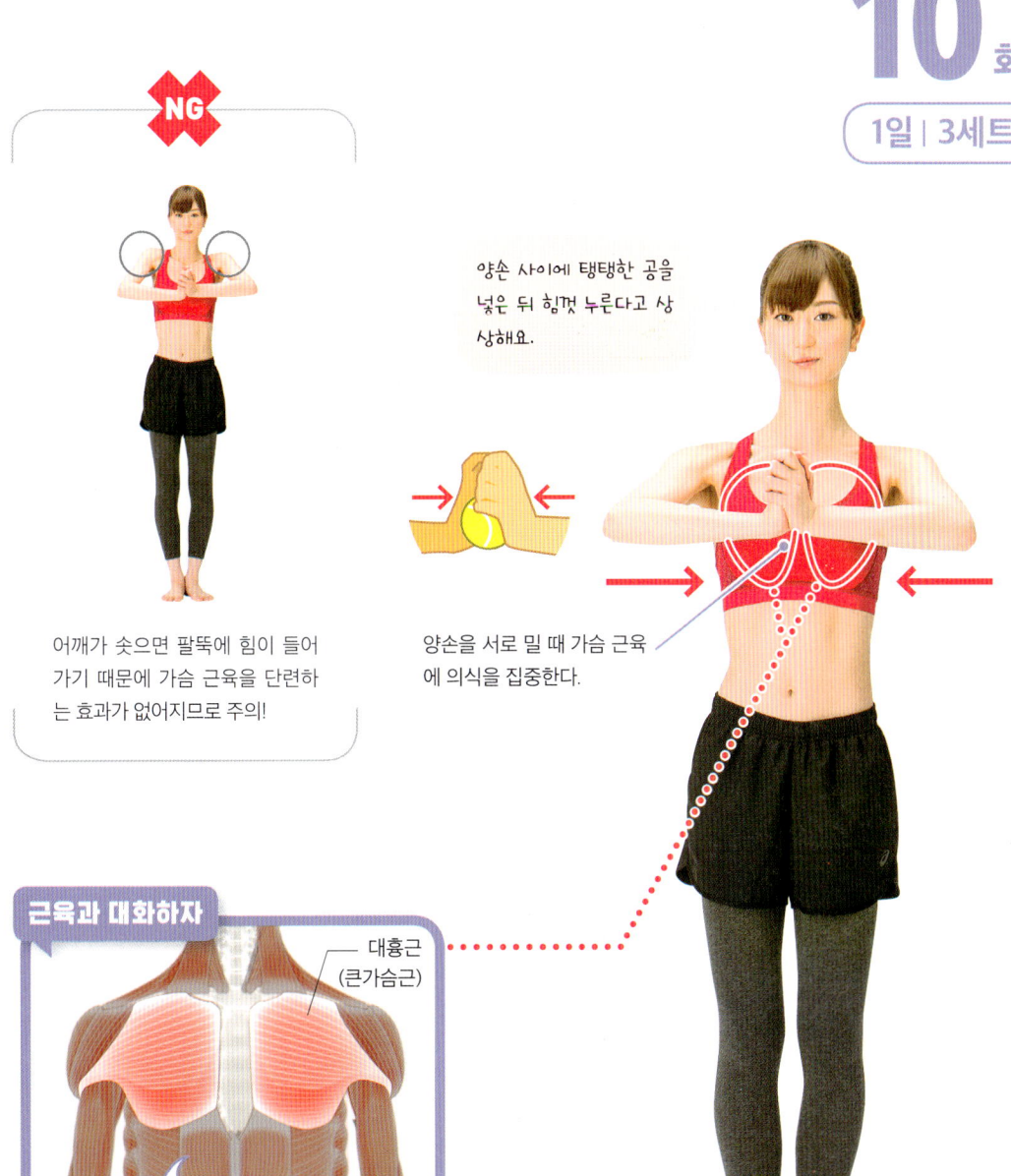

양손 사이에 탱탱한 공을 넣은 뒤 힘껏 누른다고 상상해요.

어깨가 솟으면 팔뚝에 힘이 들어가기 때문에 가슴 근육을 단련하는 효과가 없어지므로 주의!

양손을 서로 밀 때 가슴 근육에 의식을 집중한다.

근육과 대화하자
대흉근 (큰가슴근)

양손은 팔이 아니라 가슴의 힘으로 누르는 거야!

2 숨을 내쉬면서 5초 동안 양손을 서로 민다
양쪽 팔꿈치를 바닥과 평행하도록 들고 숨을 내쉬면서 양손을 서로 민다. 5초 동안 자세를 유지한 후 처음 자세로 돌아온다.

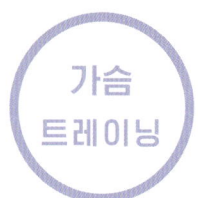

바스트 업 효과로 예쁜 가슴 만들기 ②

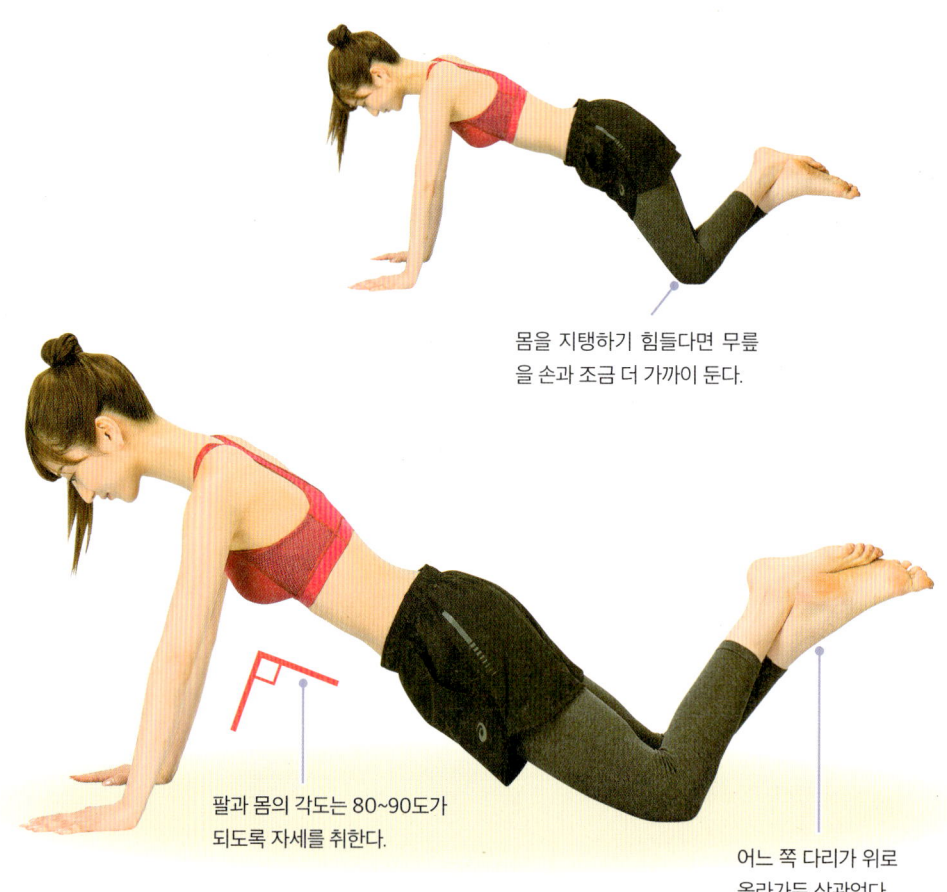

몸을 지탱하기 힘들다면 무릎을 손과 조금 더 가까이 둔다.

팔과 몸의 각도는 80~90도가 되도록 자세를 취한다.

어느 쪽 다리가 위로 올라가든 상관없다.

1 바닥에 손을 대고 무릎으로 몸을 지탱한다

엎드린 자세에서 손바닥은 바닥에 대고, 다리를 서로 교차시킨다. 무릎을 접어 두 다리를 위로 든 다음 팔꿈치를 쭉 뻗어 손바닥과 무릎으로만 몸을 지탱한다.

2. 팔꿈치를 접으며 천천히 머리를 낮춘 뒤 5초 동안 유지한다

고개를 옆으로 돌리고 숨을 들이마시면서 양팔을 바깥쪽으로 구부린 다음 5초 동안 머리를 바닥에 가까이 댄다. 바닥에 닿을 듯 말 듯한 위치에서 숨을 내쉬며 한 번에 몸을 일으켜 처음 자세로 돌아온다. 고개를 반대쪽으로 돌려 같은 방법으로 실시한다.

좌우 10회
1일 | 3세트

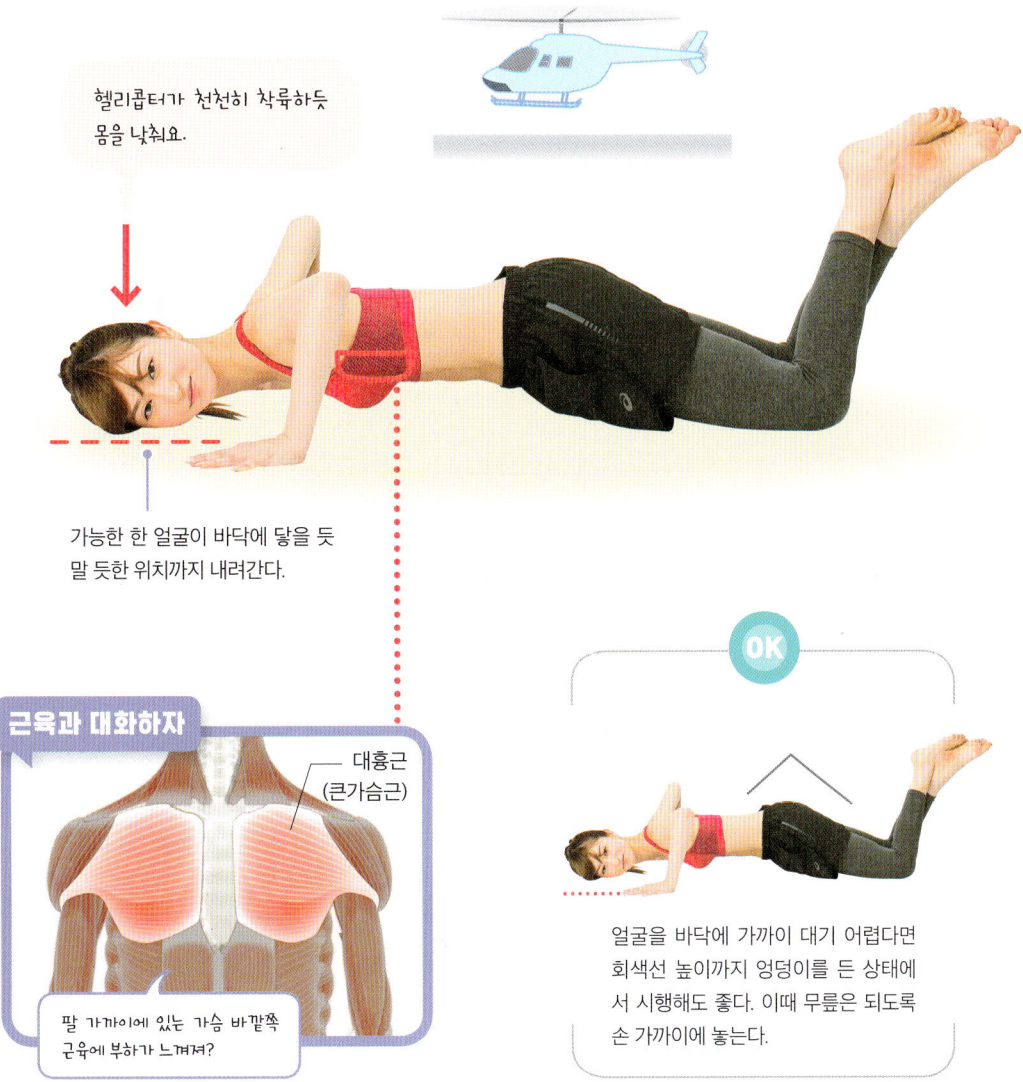

헬리콥터가 천천히 착륙하듯 몸을 낮춰요.

가능한 한 얼굴이 바닥에 닿을 듯 말 듯한 위치까지 내려간다.

근육과 대화하자
대흉근 (큰가슴근)

팔 가까이에 있는 가슴 바깥쪽 근육에 부하가 느껴져?

OK
얼굴을 바닥에 가까이 대기 어렵다면 회색선 높이까지 엉덩이를 든 상태에서 시행해도 좋다. 이때 무릎은 되도록 손 가까이에 놓는다.

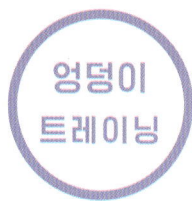

처진 엉덩이 끌어올리기 ①

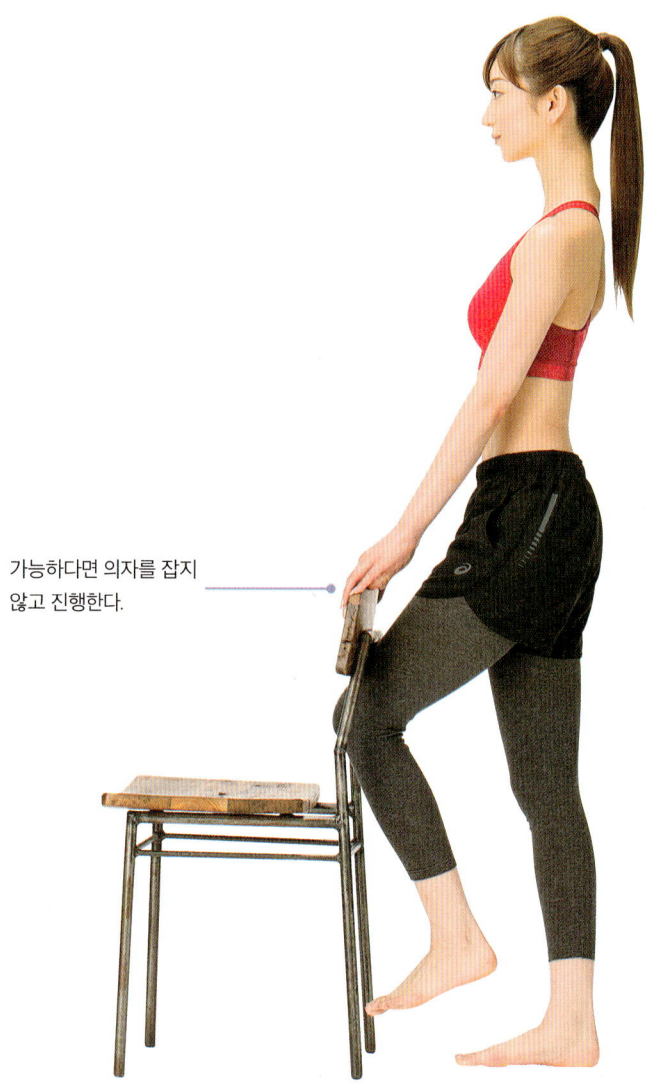

가능하다면 의자를 잡지 않고 진행한다.

1 **의자 등받이를 잡고 왼쪽 다리를 들어 올린다**
허리를 곧게 세우고 바르게 선 뒤 의자 등받이를 잡는다. 왼쪽 다리를 들어 올리며 숨을 깊이 들이마신다.

2 5초 동안 왼쪽 다리를 뒤로 쭉 뻗는다

숨을 내쉬면서 5초 동안 왼쪽 다리를 뒤로 쭉 뻗어 끝까지 들어 올린 다음 처음 자세로 돌아온다. 이때 오른쪽 다리는 살짝 굽히고, 등은 휘지 않도록 주의한다. 반대쪽도 같은 방법으로 실시한다.

좌우 5회
1일 | 3세트

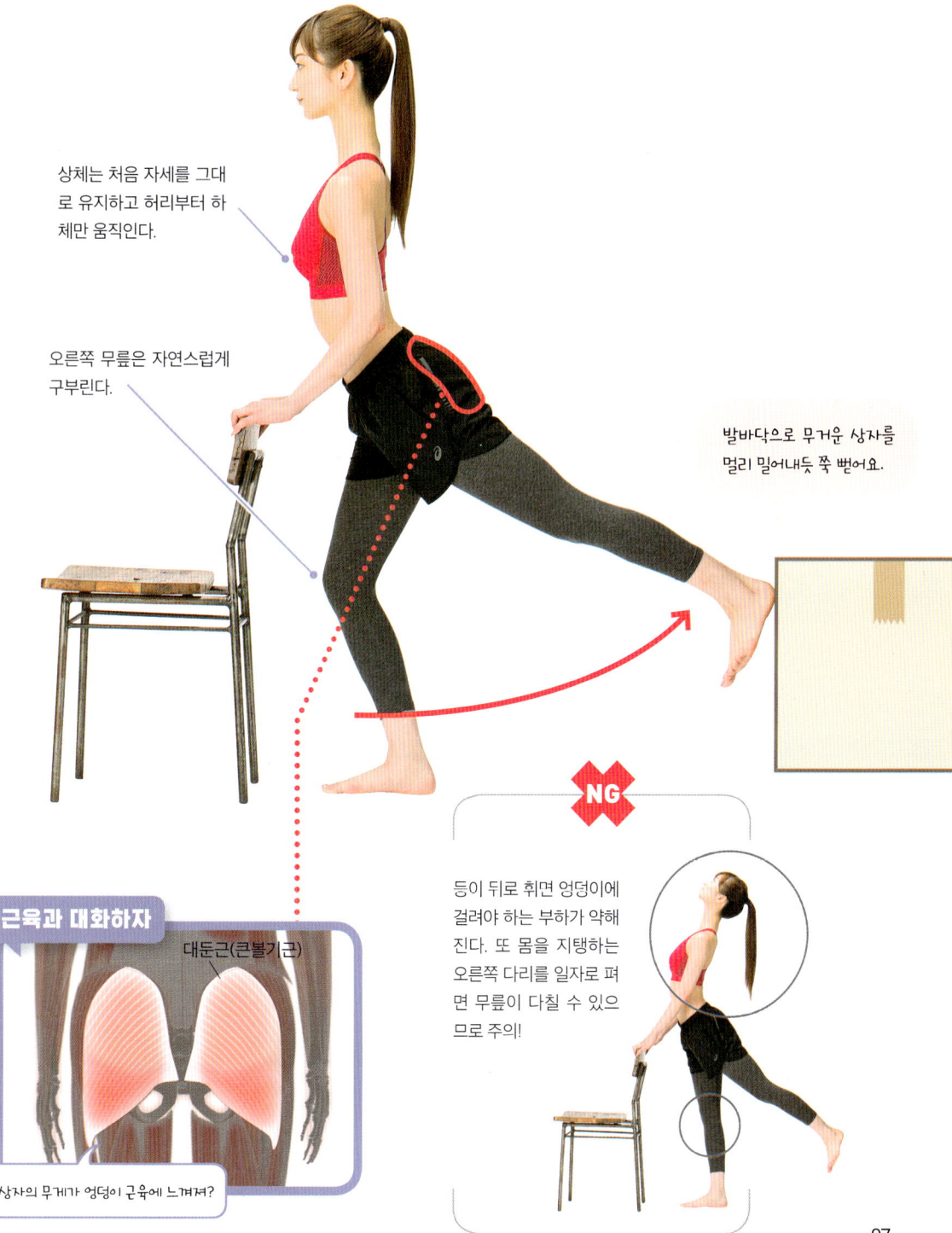

상체는 처음 자세를 그대로 유지하고 허리부터 하체만 움직인다.

오른쪽 무릎은 자연스럽게 구부린다.

발바닥으로 무거운 상자를 멀리 밀어내듯 쭉 뻗어요.

근육과 대화하자
대둔근(큰볼기근)
상자의 무게가 엉덩이 근육에 느껴져?

NG
등이 뒤로 휘면 엉덩이에 걸려야 하는 부하가 약해진다. 또 몸을 지탱하는 오른쪽 다리를 일자로 펴면 무릎이 다칠 수 있으므로 주의!

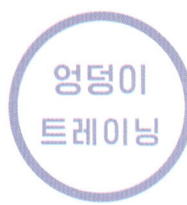

처진 엉덩이 끌어올리기 ②

1 **등을 대고 누워 무릎을 세운다**
등을 대고 바르게 누운 뒤 두 다리를 모아 무릎을 세운다. 팔은 양옆으로 벌려 손바닥을 바닥에 댄다.

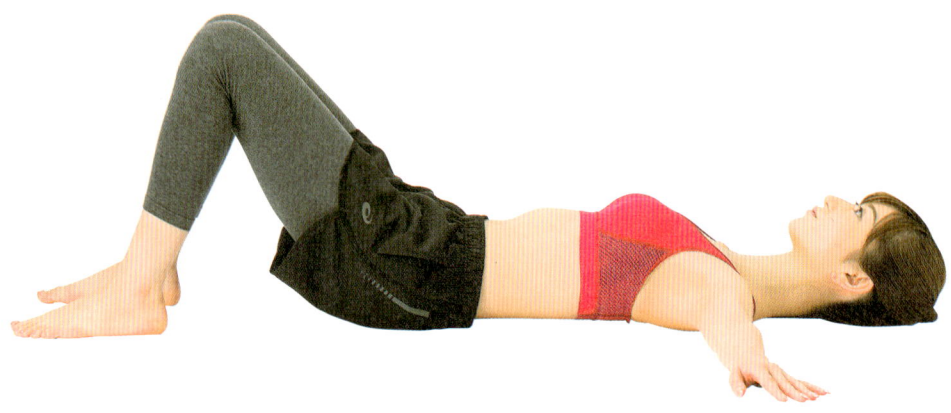

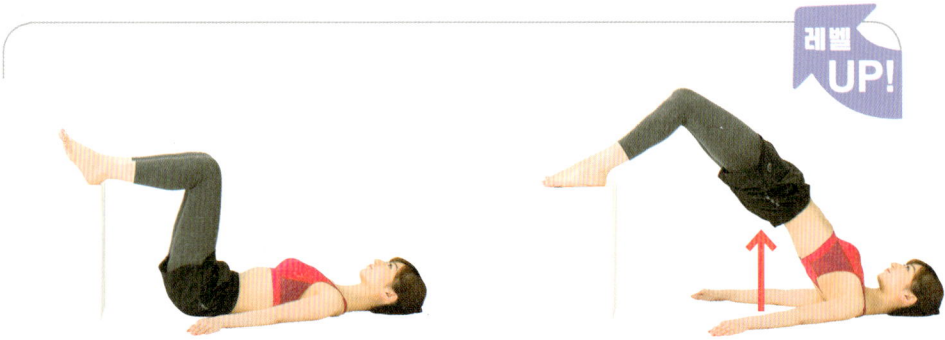

위에서 소개한 트레이닝 동작이 익숙해지면 의자나 짐볼에 다리를 올려 부하를 높이자! 방법은 기본적으로 같다. 숨을 들이마시면서 허리를 들어 올리고 숨을 내쉬면서 허리를 내린다.

2. 숨을 들이마시면서 허리를 들어 올린 뒤 5초 동안 유지한다

숨을 들이마시면서 허리를 들어 올린다. 가능한 만큼 끝까지 들어 올려 5초 동안 자세를 유지한 후 숨을 내쉬면서 천천히 허리를 내린다.

10회
1일 | 3세트

허벅지 부분을 바닥과 평행하게 만드는 것이 가장 바람직한 자세다.

가슴이나 턱은 신경 쓰지 말고 엉덩이에 의식을 집중한다.

등 아래쪽에 우산이 펼쳐져 있다고 상상하며 허리를 들어 올려요.

근육과 대화하자

대둔근(큰볼기근)

허리를 들어 올릴 때 엉덩이로 확실하게 받치고 있는 거지?

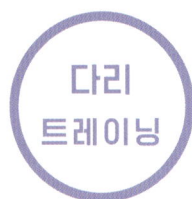

날씬하고 탄력 있는 다리 만들기 ①

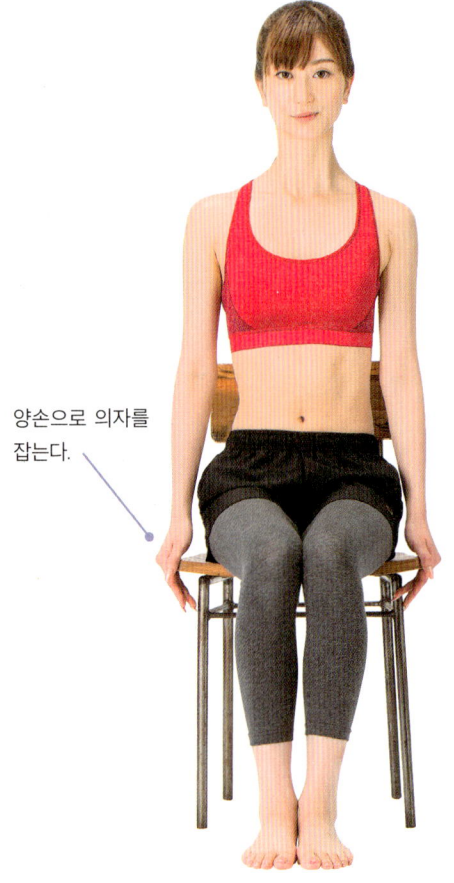

양손으로 의자를 잡는다.

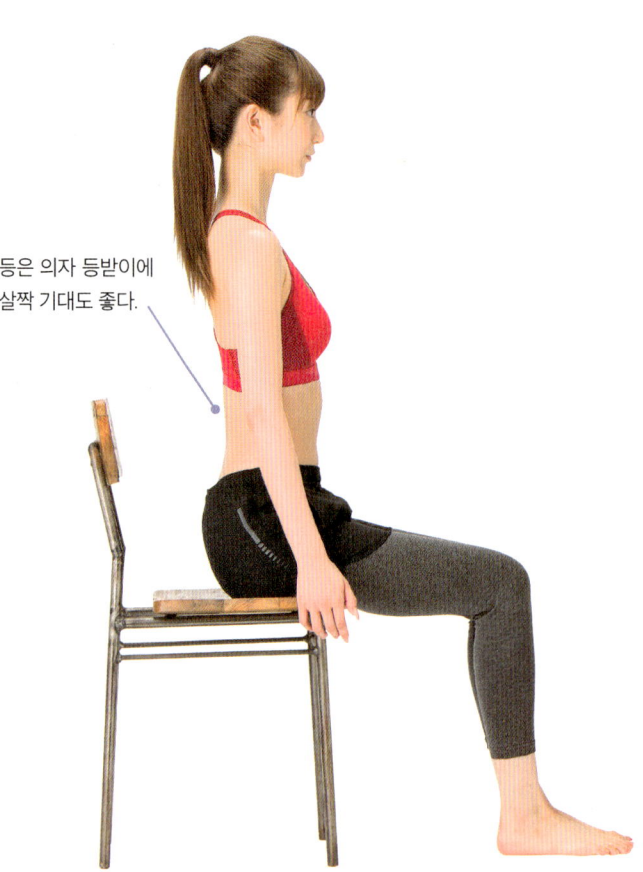

등은 의자 등받이에 살짝 기대도 좋다.

1 의자에 걸터앉은 뒤 허리를 곧게 편다

의자에 가볍게 엉덩이만 걸터앉은 다음 허리를 곧게 편다. 양손으로 의자를 잡는다. 이때 몸이 좌우 어느 한쪽으로 기울지 않도록 주의한다.

2 오른쪽 다리를 들어 올려 와이퍼처럼 좌우로 발을 움직인다

오른쪽 다리를 의자 높이까지 들어 올린 뒤 발끝을 몸쪽으로 당기고 숨을 들이마신다. 숨을 내쉬면서 5초 동안 발을 새끼발가락 쪽으로 돌렸다가 천천히 되돌아온다. 다시 숨을 들이마시고 내쉬면서 이번에는 5초 동안 발을 엄지발가락 쪽으로 돌렸다가 천천히 되돌아온다. 좌우 왕복이 1회다. 반대쪽 다리도 같은 방법으로 실시한다.

좌우 20회
1일 | 3세트

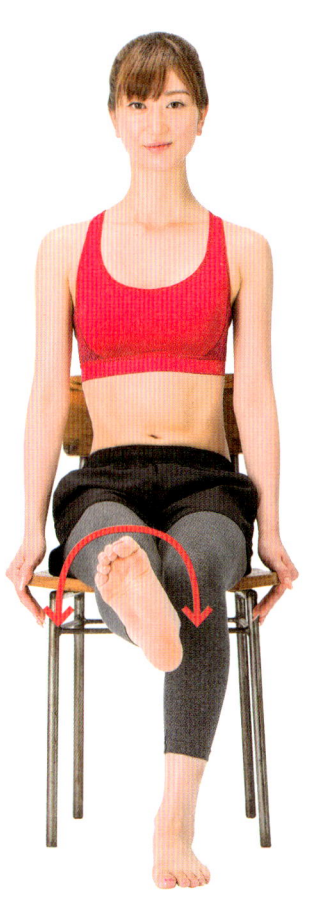

의자 높이까지 발이 올라가지 않는다면 올릴 수 있는 만큼만 해도 좋다.

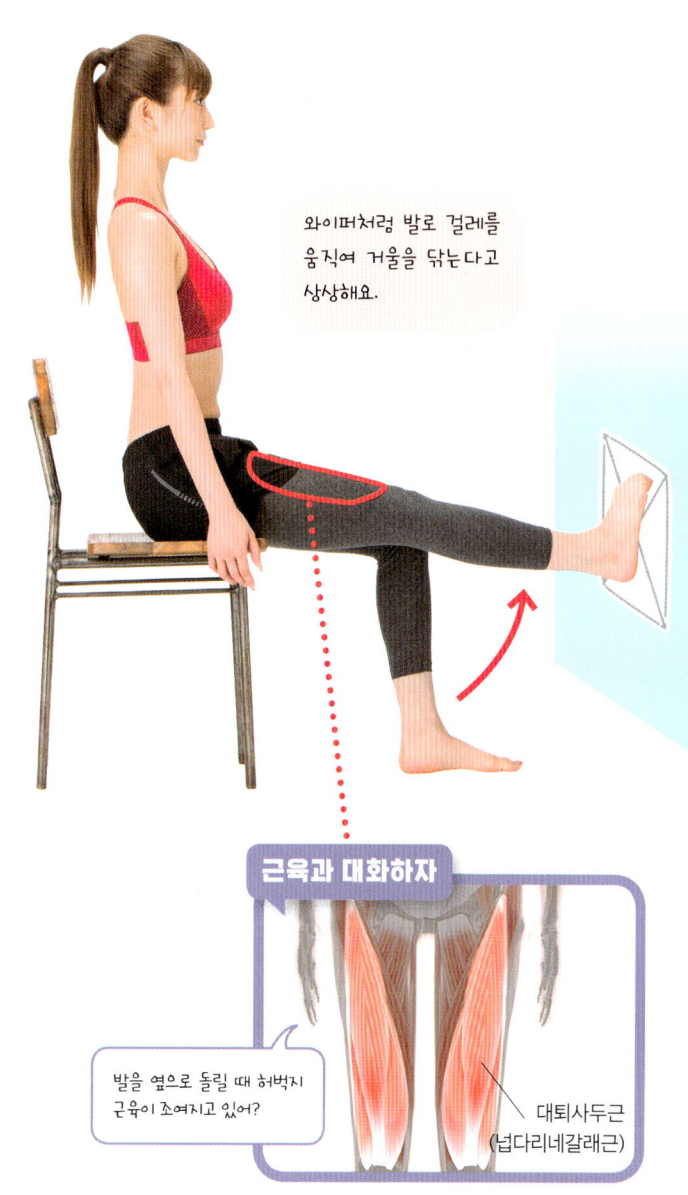

와이퍼처럼 발로 걸레를 움직여 거울을 닦는다고 상상해요.

근육과 대화하자

발을 옆으로 돌릴 때 허벅지 근육이 조여지고 있어?

대퇴사두근 (넙다리네갈래근)

101

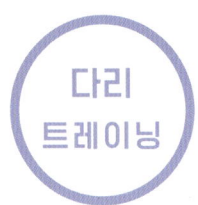
다리 트레이닝

날씬하고 탄력 있는 다리 만들기 ②

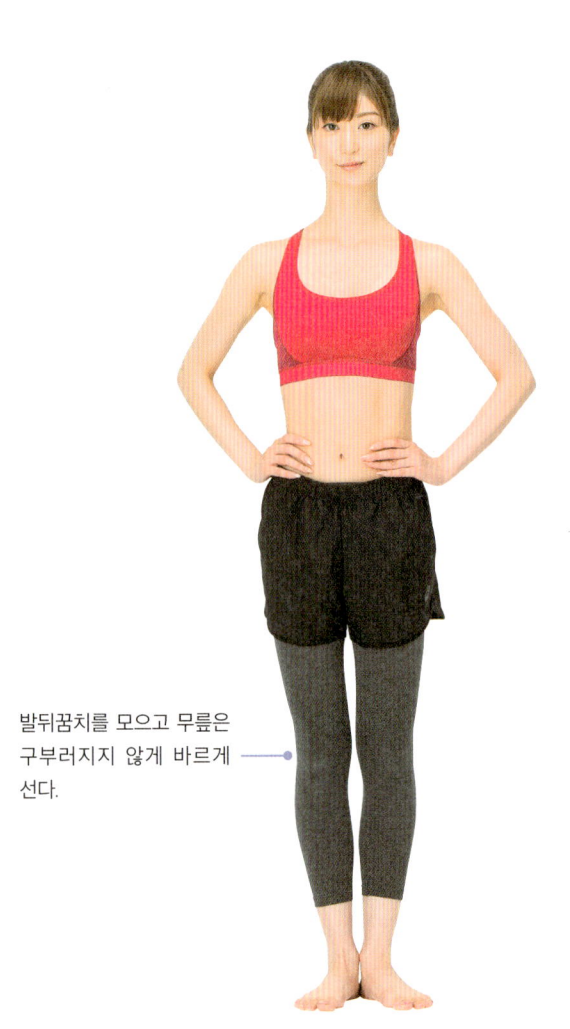

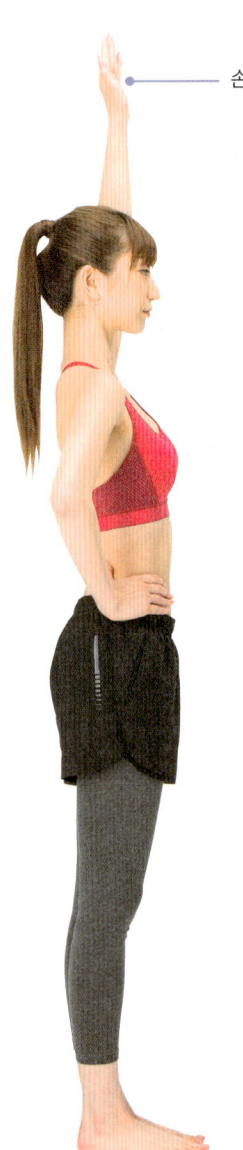

손바닥은 정면을 향한다.

발뒤꿈치를 모으고 무릎은 구부러지지 않게 바르게 선다.

1 바르게 서서 허리에 손을 올린 뒤 왼팔을 든다

양발의 뒤꿈치를 모으고 바르게 선다. 허리에 양손을 올린 다음 왼팔을 머리 위로 든다.

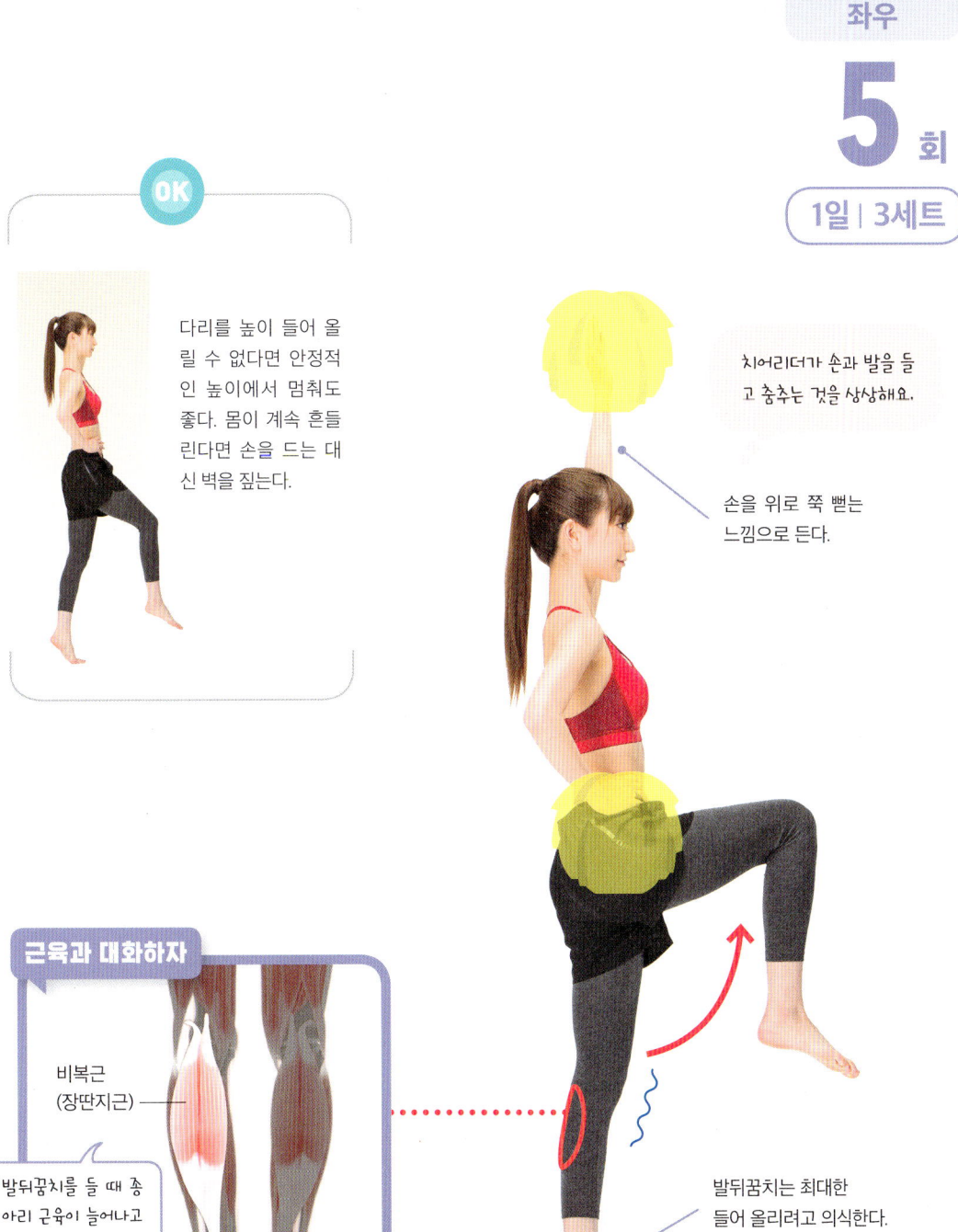

좌우 5회
1일 | 3세트

OK
다리를 높이 들어 올릴 수 없다면 안정적인 높이에서 멈춰도 좋다. 몸이 계속 흔들린다면 손을 드는 대신 벽을 짚는다.

치어리더가 손과 발을 들고 춤추는 것을 상상해요.

손을 위로 쭉 뻗는 느낌으로 든다.

근육과 대화하자

비복근(장딴지근)

발뒤꿈치를 들 때 종아리 근육이 늘어나고 있어?

발뒤꿈치는 최대한 들어 올리려고 의식한다.

2 오른쪽 다리를 들어 올리고 5초 동안 버틴다
숨을 크게 들이마시면서 오른쪽 다리와 왼쪽 발뒤꿈치를 동시에 들어 올린다. 이 상태에서 숨을 멈추고 5초 동안 버틴다. 천천히 숨을 내쉬면서 오른쪽 다리와 왼쪽 발뒤꿈치를 내린다. 반대쪽도 같은 방법으로 실시한다.

꽉 조여진 복근 만들기 ①

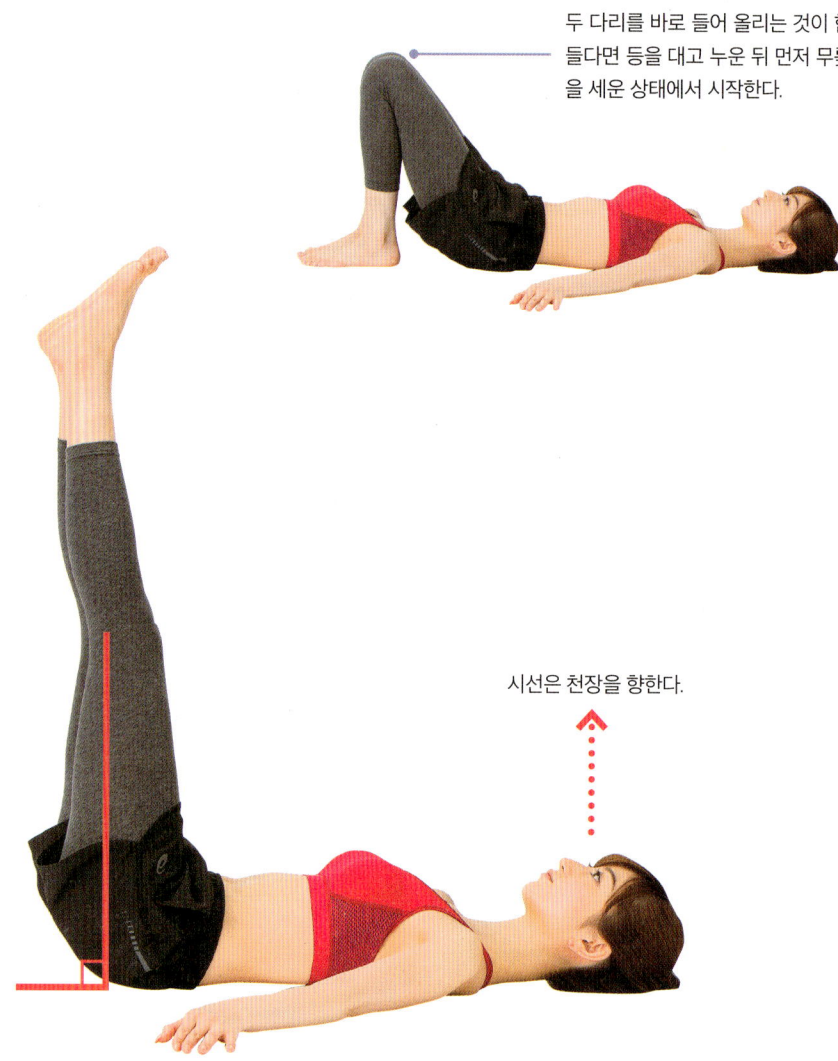

두 다리를 바로 들어 올리는 것이 힘들다면 등을 대고 누운 뒤 먼저 무릎을 세운 상태에서 시작한다.

시선은 천장을 향한다.

1 **등을 대고 누워 두 다리를 들어 올린다**

등을 대고 바르게 누운 뒤 두 다리를 모아 바닥과 직각이 되도록 들어 올린다. 팔은 양옆으로 벌려 자연스럽게 바닥에 대고 숨을 깊이 들이마신다.

5회
1일 | 3세트

2 5초 동안 두 다리를 왼쪽으로 천천히 넘긴다

숨을 내쉬면서 두 다리를 붙인 상태로 5초 동안 왼쪽으로 넘긴다. 바닥에 닿기 직전에 다리를 멈추고 숨을 들이마시면서 처음 자세로 돌아온다. 반대쪽도 같은 방법으로 실시한다. 좌우 왕복이 1회다.

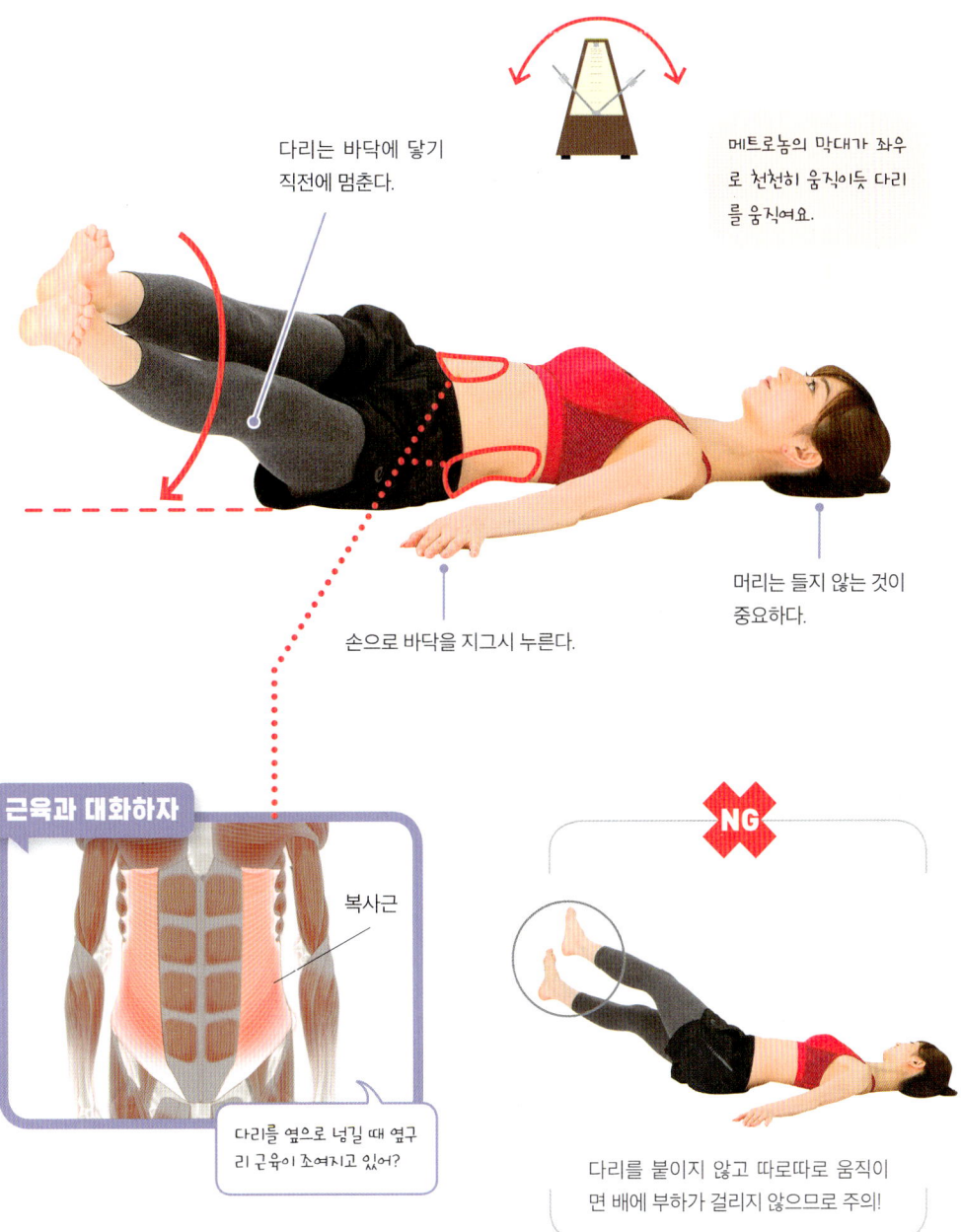

다리는 바닥에 닿기 직전에 멈춘다.

메트로놈의 막대가 좌우로 천천히 움직이듯 다리를 움직여요.

손으로 바닥을 지그시 누른다.

머리는 들지 않는 것이 중요하다.

근육과 대화하자

복사근

다리를 옆으로 넘길 때 옆구리 근육이 조여지고 있어?

NG

다리를 붙이지 않고 따로따로 움직이면 배에 부하가 걸리지 않으므로 주의!

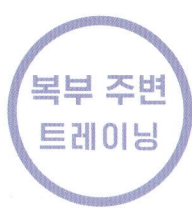 복부 주변 트레이닝

꽉 조여진 복근 만들기 ②

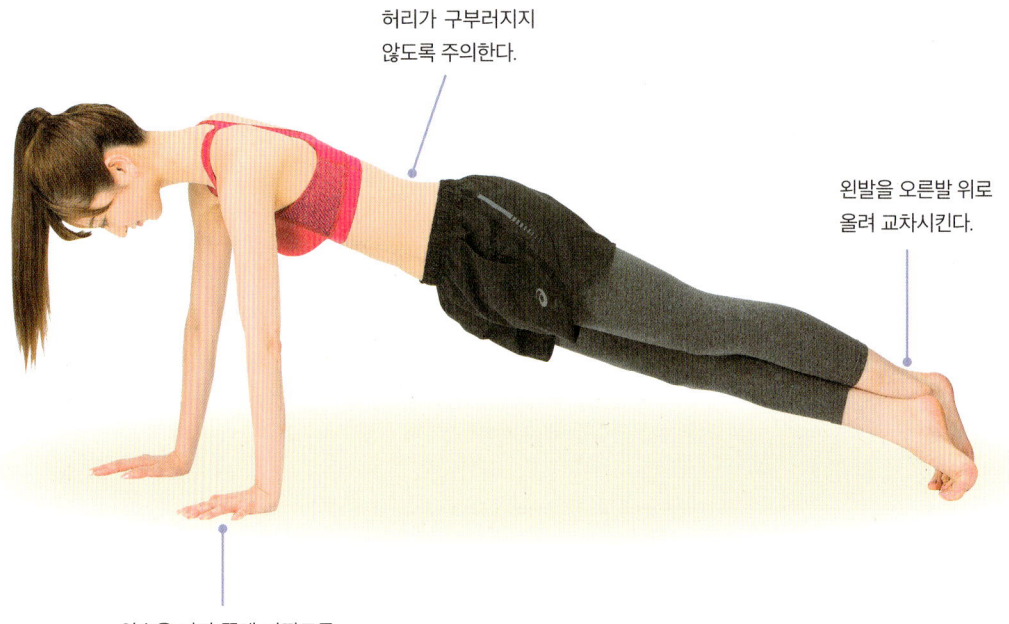

허리가 구부러지지 않도록 주의한다.

왼발을 오른발 위로 올려 교차시킨다.

왼손을 다리 쪽에 가깝도록 살짝 아래에 놓는다.

1 **양손과 발끝으로 몸을 지탱한다**
엎드려뻗쳐 자세에서 왼발을 오른발 위로 올려 교차시킨 뒤 발끝을 세운다. 양손과 발끝으로 몸을 지탱한 상태에서 왼손을 살짝 아래로 내리고 숨을 깊이 들이마신다.

2. 숨을 내쉬면서 5초 동안 허리를 비튼다

숨을 내쉬면서 5초 동안 허리를 왼쪽으로 비튼다. 숨을 들이마시면서 처음 자세로 돌아온다. 다리의 위치를 바꿔 반대쪽도 같은 방법으로 실시한다.

좌우 10회
1일 | 3세트

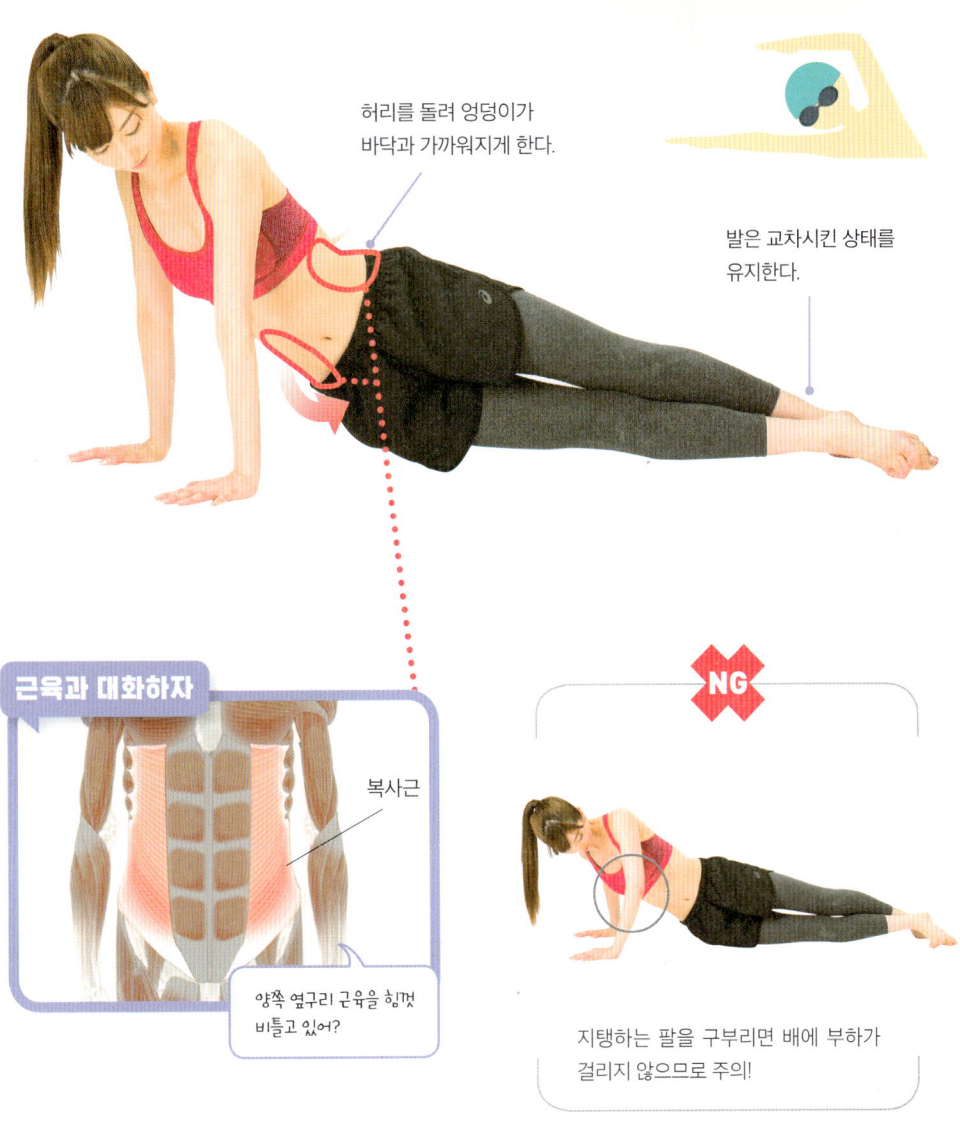

크롤 영법(자유형)에서 호흡할 때처럼 몸을 좌우로 비틀어요.

허리를 돌려 엉덩이가 바닥과 가까워지게 한다.

발은 교차시킨 상태를 유지한다.

근육과 대화하자

복사근

양쪽 옆구리 근육을 힘껏 비틀고 있어?

NG

지탱하는 팔을 구부리면 배에 부하가 걸리지 않으므로 주의!

column 2

트레이닝하기 적절한 시간대는 언제일까?

5초 복근 트레이닝의 목표는 근육량을 늘리고 지방을 줄이는 것이다. 여기에는 '성장 호르몬'이 크게 관여한다. 엄밀히 말하면 트레이닝으로 지방이 감소하는 것이 아니라 트레이닝 후에 분비되는 성장 호르몬이 근육을 발달시키고, 그 결과로 기초대사가 활발해지면서 지방이 연소되는 구조다.

성장 호르몬은 보통 운동 후와 수면 중에 분비되는데, 특히 수면의 질이 높을수록 많이 분비된다. 성장 호르몬을 최대한으로 활용하려면 잠들기 1시간 전에 트레이닝을 마치는 것이 가장 좋다. 땀을 흘릴 수 있으므로 목욕하기 전에 먼저 트레이닝을 하자. 저녁 식사를 하고 나서 몸이 나른해졌을 때 5초 복근 트레이닝을 한 뒤 개운하게 땀을 씻어내고 잠자리에 든다. 이것이 가장 이상적인 트레이닝 스케줄이다.

5초 복근은 격렬한 트레이닝이 아니기 때문에 잠들기 1시간 전에 해도 수면에 방해가 되지 않는다. 적절한 강도의 운동과 몸을 편안하게 하는 목욕으로 수면의 질을 높여 트레이닝 효과를 더욱 끌어올리자.

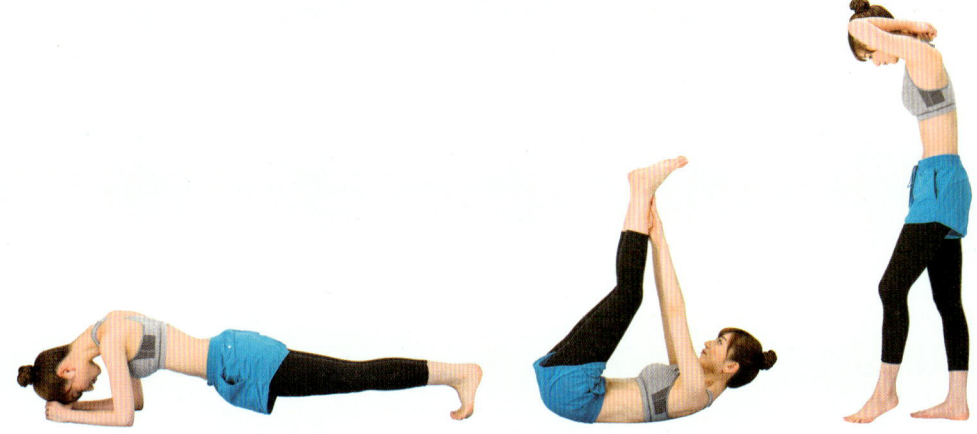

트레이닝과 함께 식사에도 신경을 써보자. 5초 복근 트레이닝에서는 식사에 제한을 두기보다 '고단백'과 '저지방'을 의식하는 식사법이 무엇보다 중요하다.

STEP
3

5초 복근 트레이닝의 효과를 높이는

최강의 식사법

근육을 만드는 베스트 파트너

트레이닝의 효과를 배로 높여 주는 식사법

뱃살을 빼려면 트레이닝뿐 아니라 근육을 만드는 데 도움을 주는 식사도 중요하다. 기본은 바로 '고단백'과 '저지방' 식사다.

근육을 만들려면 영양소 중에서도 특히 단백질이 꼭 필요하다. 단백질은 근육을 만드는 기능을 촉진한다. 단백질로 근육량이 증가하면 기초대사가 활발해져 지방을 효율적으로 연소시키는 몸이 된다. 즉, 쉽게 살이 빠지는 체질로 바뀐다.

2주 프로그램을 실천하는 동안 단백질을 적절히 섭취해보자. 무조건 많이 섭취한다고 좋은 것은 아니다. 과도한 단백질은 체내에서 다 소비되지 못해 오히려 살이 찌기도 한다. 1일 최대 단백질 섭취량은 남성은 120g, 여성은 100g이다. 이를 기준으로 하루 세끼로 나누어 효율적으로 섭취하는 것이 좋다.

반면 지방질이 많이 함유된 식품은 가능한 한 피한다. 지방질을 너무 많이 섭취하면 체내에 지방이 쌓여 열심히 운동한 노력이 헛수고가 되고 만다. '고단백과 저지방' 위주로 식사하는 습관을 들여보자.

식품에 포함된 단백질량

단백질이 가장 많이 포함된 식재료

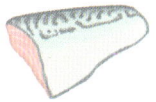
고등어
단백질 24.7g
(1토막 120g당)

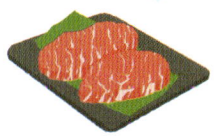
소 넓적다리살
단백질 19.5g
(100g당)

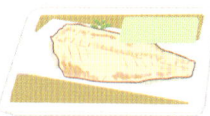
구운 생선(임연수어)
단백질 18.1g
(1토막 100g당)

연어
단백질 18g
(1토막 80g당)

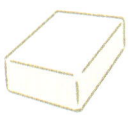
두부
단백질 13.2g
(1/2모 200g당)

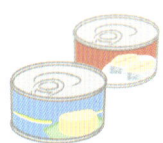
논오일 참치캔
단백질 12.9g
(1캔 70g당)

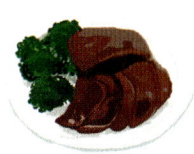
돼지 간
단백질 12.2g
(60g당)

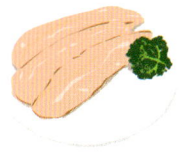
닭 안심살
단백질 9.2g
(1덩어리 40g당)

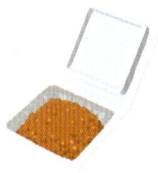
낫토
단백질 7.4g
(1팩 45g당)

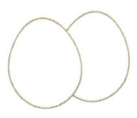
달걀
단백질 7.7g
(중간 사이즈 1개당)

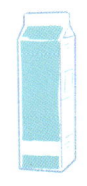
우유
단백질 6.6g
(1팩 200mL당)

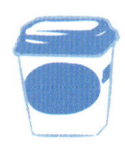
플레인 요구르트
단백질 3.6g
(1팩 100g당)

애써 힘들게 트레이닝한 노력이 물거품이 된다

극단적인 식사 제한의 함정

트레이닝을 하면서 식사습관을 살피는 것은 뱃살 빼는 효과를 더욱 높이기 위해 반드시 해야 하는 중요한 포인트다. 많은 사람이 다이어트를 시작하면 단식을 하거나 음식을 극단적으로 제한한다. 당신은 어떠한가. 하루의 식사 횟수를 줄이거나 편식하고 있지는 않은가.

폭음 또는 폭식을 하거나 극단적으로 식사량을 줄이면 몸은 일시적인 기아 상태에 빠져 체내에서 영양을 가져오기 위해 세포와 근육을 분해한다. 이로 인해 힘들게 단련한 근육이 줄어들 뿐 아니라 몸의 대사도 저하된다.

게다가 영양 부족으로 몸이 기아 상태에 빠지면 지방이나 당질을 체내에 쌓아두려고 하기 때문에 오히려 살이 더 잘 찌는 체질로 바뀐다. 무리한 식사 제한은 중단하자. 하루의 식사량을 바꾸기보다는 횟수를 늘려 조금씩 자주 먹는 것이 좋다.

식사량은 그대로! 횟수를 늘리자

식사량은 3~5회!

몸이 기아 상태에 빠지는 것을 막으려면 하루 식사량을 3~5회로 나누어 자주 먹는 것이 바람직하다. 단, 저녁 식사는 9시 전에 마칠 것.

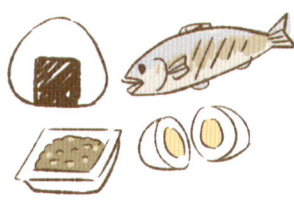

아침 6:00	현미, 오믈렛, 두부, 미역 된장국
간식 10:00	삶은 달걀, 아몬드
점심 13:00	삶은 닭고기, 콩 샐러드, 요구르트
간식 16:00	과자 대신 주먹밥이나 낫토
저녁 19:00	구운 고등어, 닭고기 햄, 두부 샐러드

단백질이 풍부한 저녁 식사 메뉴

저녁 식사는 자는 동안 근육을 회복하기 위한 중요한 식사다. 당질은 피하고 기름을 사용하지 않고도 조리 가능한 지방질 함유가 낮은 메뉴를 선택해야 한다. 채소도 함께 먹을 수 있는 메뉴라면 더더욱 건강에 좋다.

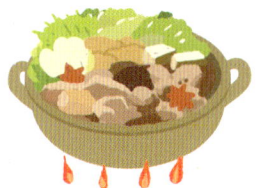

전골

고기, 닭, 생선, 두부 등 다양한 재료가 들어가는 전골 요리는 채소도 듬뿍 넣어 먹을 수 있다.

닭고기매실무침

닭 가슴살이나 안심살을 찐 다음 채소와 다진 매실을 곁들여 버무린다. 매실은 피로회복에도 좋다.

단백질만으로는 영양이 부족하다

'당질'과 '지방질'을 대하는 자세

최근 일본에서 유행하고 있는 '당질 오프(Off)'. 당질은 너무 많이 먹으면 지방이 되기 때문에 조절해야 하지만, 5초 복근 트레이닝에서는 꼭 필요한 영양소다. 에너지원인 당질이 부족한 상태에서 트레이닝을 하게 되면 몸은 근육에서 에너지를 얻으려고 한다. 그러면 단련해야 할 근육이 오히려 줄어든다. 트레이닝 전에는 적당한 당질을 섭취해야 한다.

지방질은 주의를 기울이지 않으면 자신도 모르는 사이에 과도하게 섭취하게 된다. 늘어나는 에너지만큼 운동량이 뒷받침되지 않으면 당질이나 지방질 모두 몸에서 완전히 소비되지 못해 결국 지방이 축적되게 한다.

지방질 중에서도 특히 고기의 비곗살에 들어 있는 '동물성 기름'은 많이 먹지 않도록 주의해야 한다. 반대로 '식물성 기름'은 적극적으로 섭취하는 것이 좋다. 식물성 기름은 올리브유 등 식물에서 추출한 양질의 기름으로, 근육 생성과 건강 유지에 없어서는 안 되는 지방질이다. 튀김처럼 기름기가 많은 음식은 되도록 피하고, 동물성 기름을 섭취하지 않도록 의식하는 것이 중요하다.

지방질 섭취를 줄이는 요령

- 편의점에서 판매하는 도시락이나 튀긴 음식은 먹지 않는다.
- 스테이크는 비곗살을 떼어내고 먹는다.
- 불고기를 먹을 때는 등심은 피하고 안심을 선택한다.
- 식품을 고를 때는 성분표에서 지방질 함량을 확인한다.
- 우유는 '저지방'이나 '무지방'으로 고른다.
- 아마씨유, 올리브유 등 양질의 기름을 사용한다.
- 논오일 드레싱을 고른다.

기름 없이 조리하기

지방질 섭취를 낮추는 방법 중 하나가 기름을 사용하지 않고 조리하는 것이다. 기름 없이 굽고, 찌고, 데치는 방법을 활용해 다양한 요리를 만들어보자. 구이 요리에서 꼭 기름을 써야 한다면 샐러드유는 피하고, 아마씨유나 올리브유 등 트랜스 지방산이 포함되지 않은 기름을 사용한다.

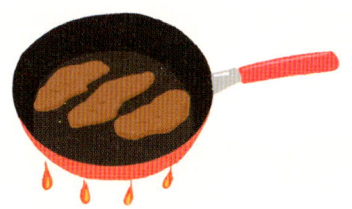

음식이 눌어붙지 않도록 특수 처리된 테플론 프라이팬은 기름을 두르지 않고도 고기를 구울 수 있다. 고기에서 나오는 기름도 키친타월로 닦아내는 것이 좋다.

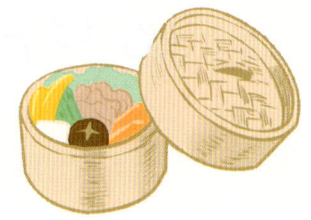

찜 요리는 불필요한 기름이 제거되므로 추천한다. 다양한 채소와 고기, 생선을 골고루 찌면 균형 잡힌 식사를 할 수 있다.

부족한 영양소를 채워라!

트레이닝 전후의
영양 보충

뱃살을 빼기 위해서는 단백질이 중요하지만, 트레이닝 효과를 높이려면 에너지원인 당질도 필요하다. 운동 중에 당질이 부족해서 사용해야 할 에너지가 없다면 힘들게 만든 근육이 분해된다. 그러므로 트레이닝 30분 전에는 반드시 당질을 보충하자.

가볍게 먹을 만한 음식으로 바나나를 추천한다. 바나나에는 당질 외에도 근육의 신축 운동을 촉진하는 칼륨이 함유되어 있다. 또 운동 후에는 피로 회복에 좋은 구연산이나 비타민 C를 섭취하는 것이 좋다. 비타민 C는 감귤류 과일에 풍부하게 들어 있다.

바쁘거나 식욕이 없어 식사만으로 단백질을 충분히 섭취하지 못한다면 단백질 보충제인 프로테인을 권장한다. 단, 운동하지 않고 프로테인만 먹으면 단백질 섭취가 과도해질 가능성이 있다. 확실하게 트레이닝을 하면서 단백질이 부족할 때만 섭취하자. 간혹 근육이 심하게 발달하게 될까 봐 걱정하는 사람들이 있는데, 프로테인을 먹는다고 해서 근육이 우락부락해지는 것은 아니므로 안심해도 좋다.

섭취 목적에 따른 영양소 가이드

트레이닝 효과를 높여주는 영양소, 아미노산.
식사만으로 섭취하기 어려울 때는 건강보조제를 적절히 활용하자.

대사를 높이고 싶다면

L-카르니틴

체내에서 분비되는 아미노산 L-카르니틴(L-Carnitine)은 대사를 촉진해 지방을 연소시키는 효과가 뛰어나다. 하지만 나이가 들면서 분비량이 저하되어 비만의 원인이 된다. L-카르니틴은 소고기나 양고기에 많이 포함되어 있지만, 매일 먹기는 쉽지 않다. 건강보조제로 보충하면서 지방을 효율적으로 연소시키자.

L-오르니틴

L-오르니틴(L-Orinithine)은 바지락에 풍부하다. 간 기능을 돕는 아미노산의 한 종류로 성장 호르몬의 분비를 촉진한다. 성장 호르몬의 분비가 촉진되면 근육을 만드는 기능도 촉진된다. 하지만 L-카르니틴과 마찬가지로 식품만으로는 필요량을 보충하기 어려우므로 건강보조제를 통해 효과적으로 섭취하는 것이 좋다.

근육을 유지하거나 강화하고 싶다면

글루타민

운동할 때 많이 소비되는 아미노산이 바로 글루타민(Glutamine)이다. 운동 후에 글루타민이 부족해지면 몸은 근육에서 글루타민을 공급하려고 한다. 그러면 아무리 공들여 트레이닝을 해도 근육은 성장하지 못한다. 글루타민은 고기나 생선 등 단백질이 많이 포함된 식품을 통해 섭취할 수 있는데, 열을 가하면 변성되어 섭취하기 어려워진다.

BCAA

BCAA(Branched Chain Amino Acid)란 근육에 필요한 3가지 아미노산인 발린, 아이소류신, 류신을 말한다. 근육을 만드는 데 없어서는 안 될 필수 영양소지만, 운동을 하면 체내에서 쉽게 소모되는 특징이 있다. 단백질 함량이 풍부한 식품으로 섭취할 수 있으나 건강보조제로 보충하는 것이 효과적이고 흡수가 더 빠르다.

오랫동안 꾸준히 유지하는 것이 중요

원래의 몸으로 되돌아가지 않는 식생활

대개 2주 트레이닝을 실천하는 동안에는 식사에 신경을 쓰지만, 끝내고 나면 금세 생활이 흐트러지기 쉽다. 열심히 노력한 2주간의 성과가 눈 깜짝할 사이에 원래대로 돌아간다. 고단백과 저지방 위주의 식사를 유지하면서 습관화하려는 노력이 필요하다. 이를테면 좋아하는 음식을 먹지 않고 지나치게 참다 보면 스트레스가 쌓여 오히려 포기하게 될 가능성이 높다. 식사를 하루 3~5회로 나누어 자신에게 맞는 방법을 찾아보자.

술이 근육 발달을 저해한다는 연구 결과가 있다. 하지만 무리해서 금주하기보다는 마시는 양을 줄이거나 안주를 폭식하지 않도록 의식하는 것이 더 낫다. 기름기가 많은 튀김이나 디저트는 먹지 않는 것이 좋다. 그래도 꼭 먹고 싶다면 '2주에 한 번'처럼 자신에게 선물하는 날을 정해서 먹도록 한다.

후회 없는 술자리 요령

OK 메뉴

채소 스틱
식이섬유가 풍부한 채소를 먼저 먹으면 쉽게 포만감을 얻을 수 있다. 또 지방의 흡수도 낮춰준다.

토마토 샐러드
혈당치가 올라가는 것을 막고 지방질 함량이 낮아 마음껏 먹어도 좋다. 닭 안심살 샐러드로 단백질을 보충하는 방법도 추천!

닭고기 꼬치구이
칼로리가 낮은 닭 안심살을 고른다. 설탕이 들어 있는 양념구이보다는 소금구이를 먹는 것이 좋다.

NG 메뉴

맥주
당질이 많이 함유되어 있으므로 저당질 맥주나 당질이 적은 소주를 선택한다.

샐러드 + 드레싱
겉으로 보기에는 채소만 가득해 안심하고 먹어도 좋을 것 같지만, 지방으로 쌓이기 쉬운 기름이 많다. 드레싱은 피하는 것이 좋다.

튀김
튀김과 같은 음식은 기름기가 많아 칼로리가 높다. 다이어트 중에는 반드시 피해야 한다.

지방의 흡수를 막는 '사포닌'을 적극적으로 섭취하자!

풋콩이나 낫토, 두부와 같은 콩 제품에 많이 함유된 사포닌 성분은 소장에서 지방이 흡수되는 것을 막는다. 혈액 안에 있는 지방질을 씻어내는 기능도 한다. 그러므로 술자리뿐 아니라 평소에도 적극적으로 섭취하도록 노력하자.

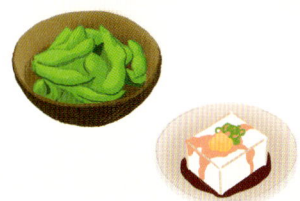

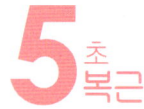

펴낸날 초판 1쇄 2018년 5월 1일

지은이 마쓰이 가오루
옮긴이 최시원

펴낸이 임호준
본부장 김소중
책임 편집 장문정 | **편집 2팀** 김희현 김수연
디자인 왕윤경 김효숙 정윤경 | **마케팅** 정영주 길보민 김혜민
경영지원 나은혜 박석호 | **IT 운영팀** 표형원 이용직 김준홍 권지선

인쇄 (주)웰컴피앤피

펴낸곳 비타북스 | **발행처** (주)헬스조선 | **출판등록** 제2-4324호 2006년 1월 12일
주소 서울특별시 중구 세종대로 21길 30 | **전화** (02) 724-7637 | **팩스** (02) 722-9339
포스트 post.naver.com/vita_books | **블로그** blog.naver.com/vita_books | **페이스북** www.facebook.com/vitabooks

이 책은 저작권법에 따라 보호를 받는 저작물이므로 무단 전재와 무단 복제를 금지하며,
이 책 내용의 전부 또는 일부를 이용하려면 반드시 저작권자와 (주)헬스조선의 서면 동의를 받아야 합니다.
책값은 뒤표지에 있습니다. 잘못된 책은 바꾸어 드립니다.

ISBN 979-11-5846-231-4   13510

- 이 도서의 국립중앙도서관 출판예정도서목록(CIP)은 서지정보유통지원시스템 홈페이지(http://seoji.nl.go.kr)와
  국가자료공동목록시스템(http://www.nl.go.kr/kolisnet)에서 이용하실 수 있습니다. (CIP제어번호: CIP2018011530)

- 비타북스는 독자 여러분의 책에 대한 아이디어와 원고 투고를 기다리고 있습니다.
  책 출간을 원하시는 분은 이메일 vbook@chosun.com으로 간단한 개요와 취지, 연락처 등을 보내주세요.

비타북스 는 건강한 몸과 아름다운 삶을 생각하는 (주)헬스조선의 출판 브랜드입니다.

한눈에 보는 2주 프로그램

1주차 — 5초 복근 트레이닝으로 복부 지방 태우기

1

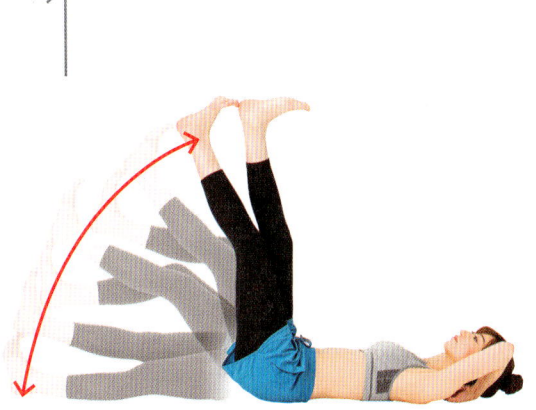

장요근으로 발을 지지해
튀어나온 아랫배 없애기
(p56)

2

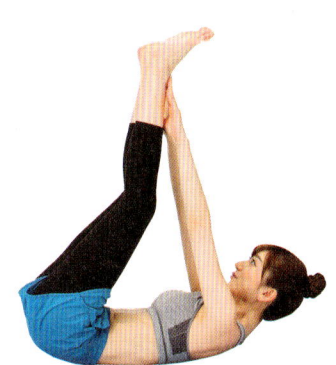

복직근을 조여
아랫배 홀쭉하게 만들기
(p58)

3

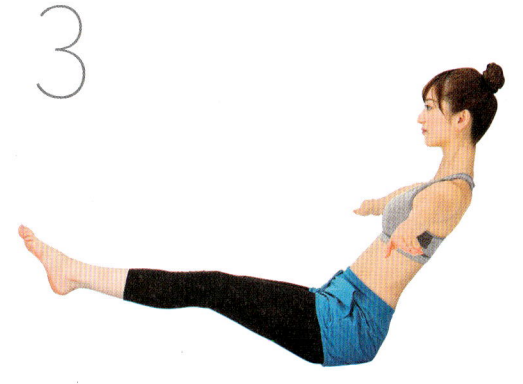

복횡근과 장요근에 압력을 가해
불룩한 뱃살 빼기
(p60)

4

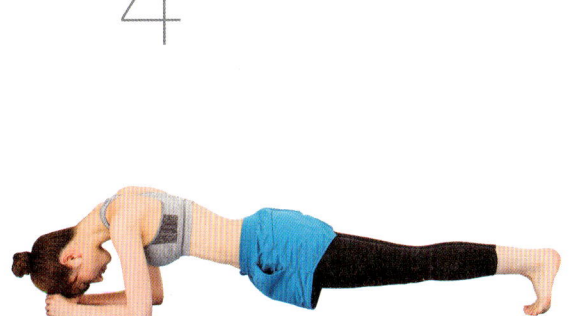

복횡근에 부하를 걸어
지방 연소시키기
(p62)

2주차 — 5초 복근 트레이닝으로 복부 탄탄하게 만들기

1
복사근을 늘여
옆구리 자극하기
(p70)

2
복사근을 압박해
처진 옆구리살 없애기
(p72)

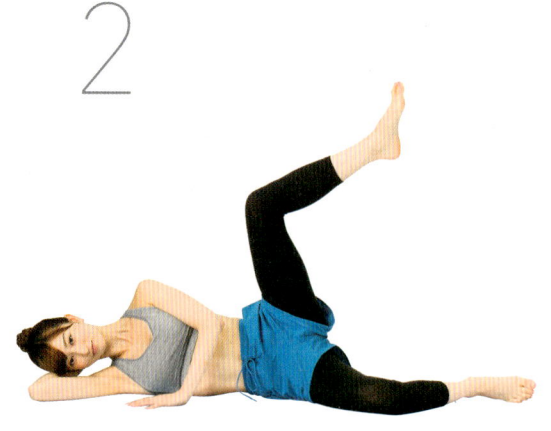

3
복사근을 조여
허리 라인 만들기
(p74)

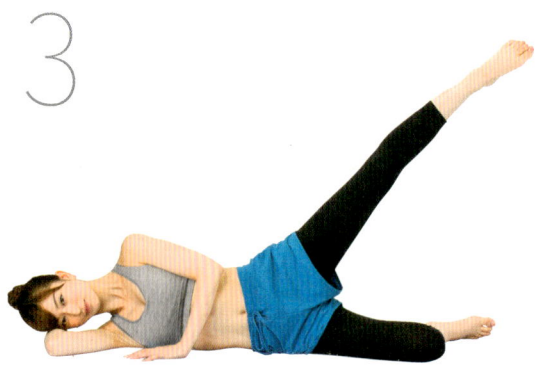

4
모든 복근을 늘였다 줄였다 반복해
복부 전체 조이기
(p76)

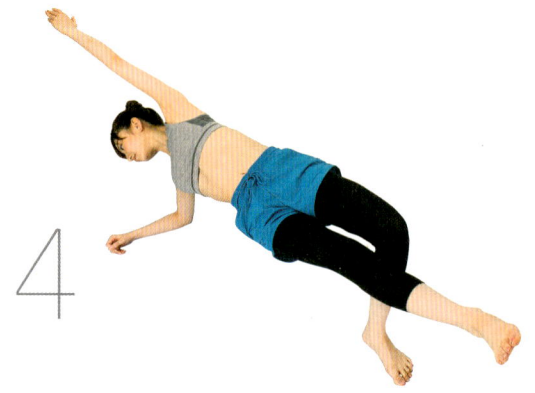